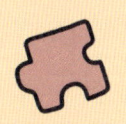
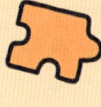
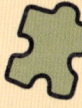
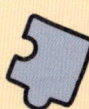

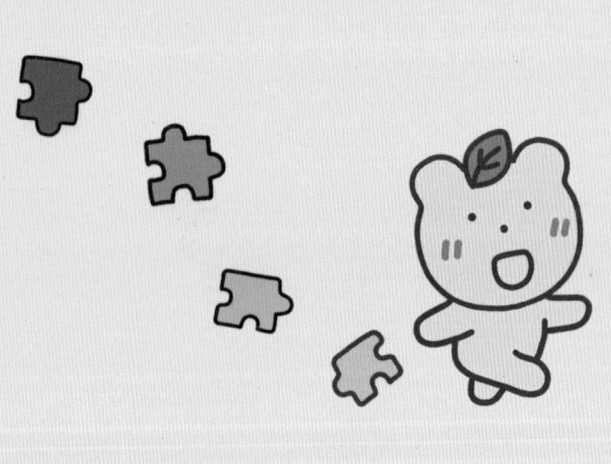

소박한 비건

소박한 비건

-비고미-

선유서가

🧩 비고미의 첫 번째 조각, 발견

나 이제 고기 안먹어	12
\<What the health\>	19

🧩 비고미의 두 번째 조각, 변화

채식하면 샐러드만 먹어?	24
내가 좋아했던 '맛' 있는 음식들	31
나를 불편하게 만드는 것들	36
채식의 즐거움	43

🧩 비고미의 세 번째 조각, 연결

나와 지구를 지키는 일	54
무엇을 먹을 것인가?	62
어디서 어떻게 왔니?	69
한 그루의 나무 심기	78

🧩 비고미의 네 번째 조각, 사랑

완벽하지 않아도 괜찮아요	84
비건 지향, 그 후의 이야기	92
나에게 비건이란?	96

🧩 부록

비건, 이렇게 시작해봐요!	103
비고미가 추천하는 다큐멘터리	112
비건 레시피	117
[에필로그] 비고미와 선유서가의 만남	124

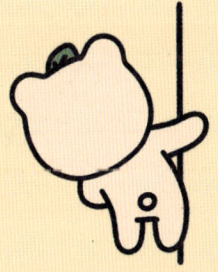

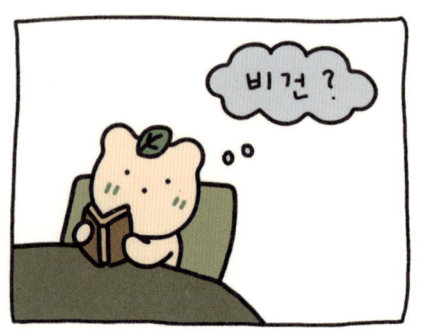
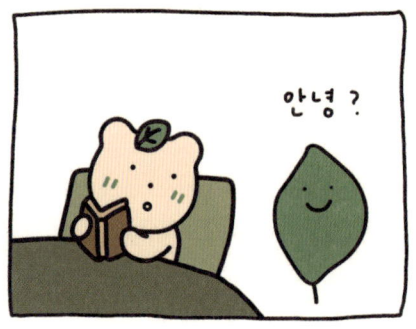
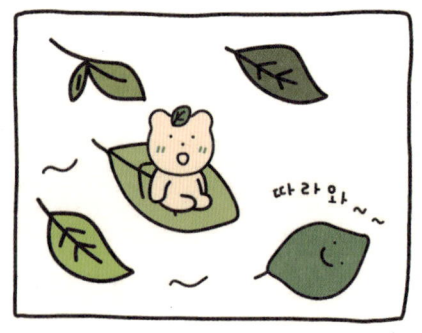

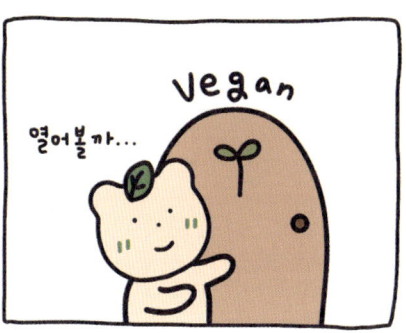
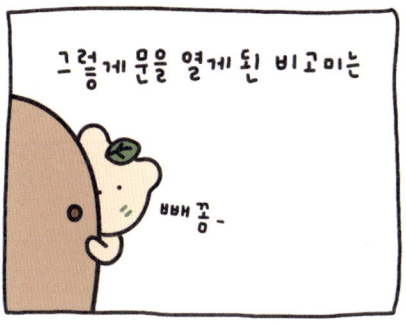
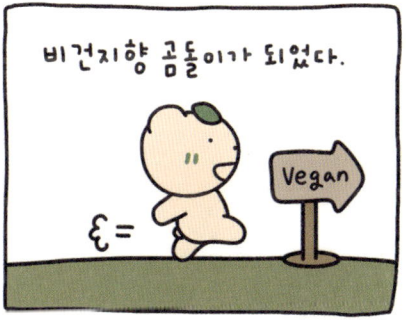

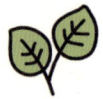

어느 날 우연히 알게 된 이야기는

비고미의 삶을 완전히 바꾸어 놓았어요.

무엇이든 가리지 않고 잘 먹어왔던 평범한 곰돌이는

비건 지향 곰돌이 '비고미'가 되었고,

비건을 지향하는 삶은 그동안 경험해 보지 못했던

특별하고 행복한 나날을 선물해 주었어요.

비고미가 모아온 비건 조각에 담긴 이야기를

펼쳐보려고 합니다.

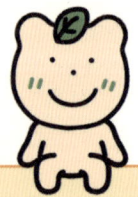

비고미의 첫 번째 조각

바르켠

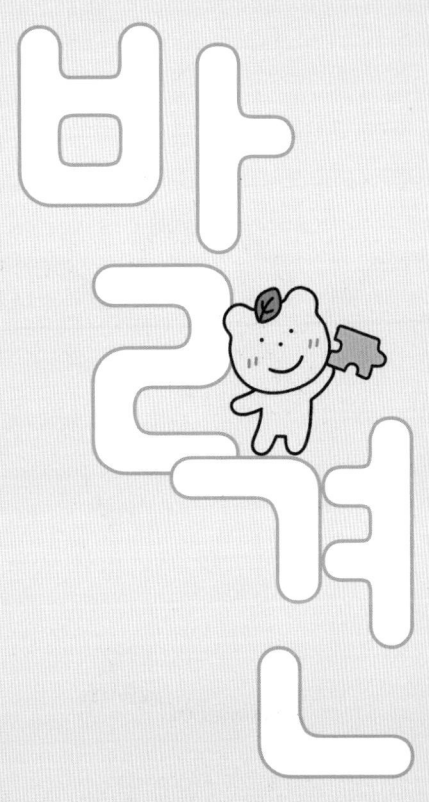

나 이제 고기 안 먹어

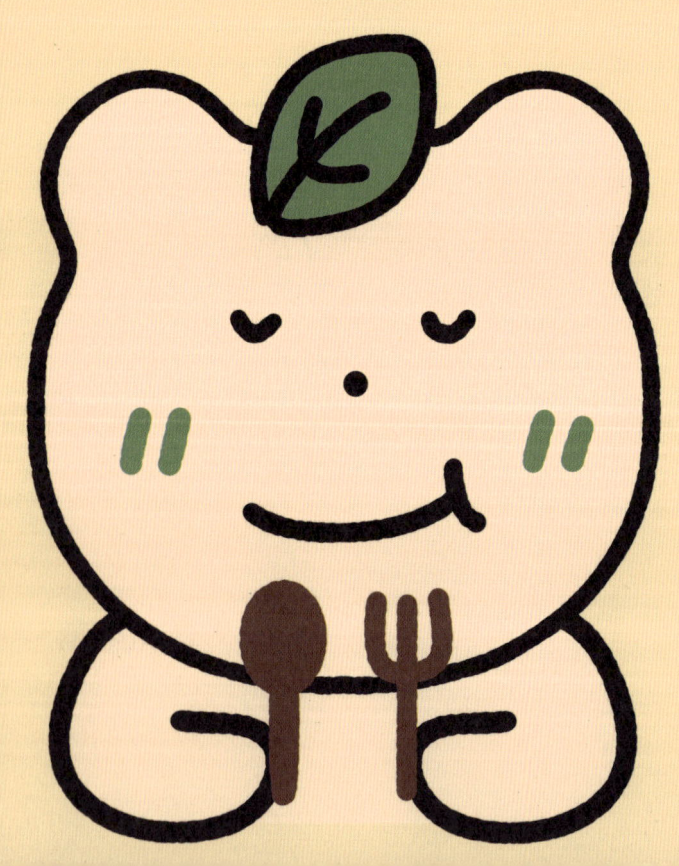

비건이 되기로 결심했다

살면서 '비건'이 될 거라고 생각했던 적은 한 번도 존재하지 않았다. '비건'이라는 단어를 들어본 적도 없고, 실천하는 사람도 주위에 없었다. TV에 나오는 건강 관련 프로그램에서 채식주의자는 들어 본 적이 있었는데 그럴 때마다 나와는 거리가 먼 이야기, 건강을 개선하기 위한 사람들의 식단이라는 생각뿐이었다. 채식에 대한 관심도, 필요성도 느껴 본 적이 없었다.

나는 고기 없이는 살 수 없다고 생각했던 사람 중 한 명이었고, 채식주의자로 살아갈 일은 없을 거라 확신하던 사람이었다. 아침에 일어나 소고기를 구워 먹고, 점심에는 제육 덮밥을, 저녁에는 가족들과 삼겹살을 먹었다. 친구들과 저녁 약속이 있는 날이면 치킨이 빠질 수 없었고, 간식으로는 햄과 치즈가 들어간 샌드위치를 만들어 먹곤 했다. 나의 일상에는 언제나 자연스럽고 당연하게 고기가 함께였고, 앞으로도 그럴 것이라 생각했다.

그러던 어느 날, 친구의 권유로 한 다큐멘터리를 보게 되었고 다시는 고기를 먹지 못할 것 같다는 생각이 들었다. 영상을 보는 내내 '말도 안 돼'를 연발했다. 왜 이걸 지금까지 모르고 살았을까? 충격에 휩싸였다. 지금껏 알지 못했던 세상에 눈을 뜨고 나니 다시 눈을 감을 수가 없었다. 도저히 고기를 좋아했던 이전의 삶으로 돌아갈 수 없었다. 채식을 해야겠다는 확신이 섰다. 이렇게 확신에 찬 결정을 한 적이 있었나 싶을 만큼 망설임이 없었다.

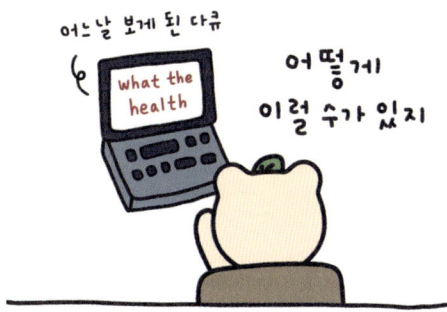

그날의 결정은 나의 삶을 완전히, 그러니까 180도 바꾸어 놓았다고 해도 과언이 아니다. 삶의 터닝포인트 한순간을 꼽으라고 하면 그때가 아닐까 싶을 만큼 나의 일상에 많은 변화를 가져다주었다. 어쩌면 지금 이 글을 읽는 당신은 이렇게 생각할지도 모르겠다.

고작 다큐 한 편으로 인생 전반의 식습관을 바꾸게 되었다고?
너무 쉽고 가볍게 선택한 거 아니야?

그렇다. 결심은 어렵지 않았다. 아무리 생각해 봐도 비건을 선택하지 않을 이유가 없었다. 오히려 비건을 결심해야 하는 이유가 간단하고 명확해서 결정이 쉬웠을지도 모른다.

비건의 삶으로 발을 내딛게 해 준 다큐멘터리 <What the health>는 현대인들이 가지고 있는 육류 위주 식습관이 건강에 어떤 영향을 주는지와 동물성 식품의 섭취와 질병의 관계에 대해 이야기한다. 인간에게 채식 위주의 식단이 적합한 이유와 필요성을 설명해 주며 보편적으로 사람들이 잘못 알고 있는 건강에 대한 상식과 편견을 깨 준다. 그와 동시에 자본주의 사회에서 만들어진 육류 위주의 식습관과 동물성 가공식품이 우리의 건강을 어떻게 위협하고 있는지 알기 쉽게 설명한다. 나는 이 다큐멘터리를 통해 동물성 식품을 먹어야 힘이 나고, 채식은 건강하지 않을 거란 편견에서 벗어나게 되었다. 고기를 먹지 않아도 식물에서 충분히 몸에 필요한 영양소를 섭취할 수 있다는 사실을 알게 되었고, 그동안 얼마나 동물성 단백질에 집착하며 고기를 먹어왔는지 생각하게 되는 계기가 되었다. 두 시간 남짓한 영상은 지금까지 살아왔던 일상과는 전혀 다른 방식의 삶을 제안하고 있는데도 듣기에 거부감이 들지 않았다. 오히려 지금이라도 알게 되어 다행이라는 생각이었다.

육류 위주의 식습관이
건강에 어떤 영향을 주는지,

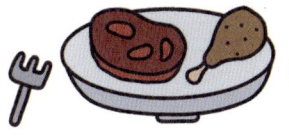

  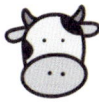

공장식 축산업은
환경에 어떤 영향을 주는지

많은 생명이

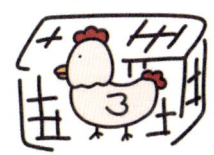

얼마나 고통스러운 시간을 보내는지

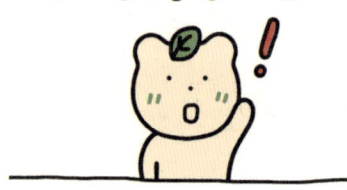

다큐멘터리를 보면서 지금까지 자연스럽다고 생각하며 지나쳐 온 일상을 떠올렸다. 도대체 그동안 무엇을 먹으며 살아왔는가 하는 생각에 혼란스러웠다. 인간이 고기를 먹는 건 '자연스러운' 일이라고 여겼던 나에게 정말로 '자연스러운' 게 뭐지? 언제부터 고기를 먹는 행위가 '자연스러운' 일이었던가 질문을 던져 보았다. 마땅한 답변이 떠오르지 않았다. 일상에서 마주하는 거의 대부분의 음식은 '자연스럽게' 고기를 활용한 요리였고, 왜 먹어야 하는지조차 생각해 본 적이 없었다. 언제나 고기를 먹어왔음에도 불구하고 정말일까, 의심하지 않고 관심조차 가지지 않았던 것들의 그림자를 마주하게 되는 순간이었다.

*참고자료 : 다큐멘터리 <What the health> 2017

What the health?

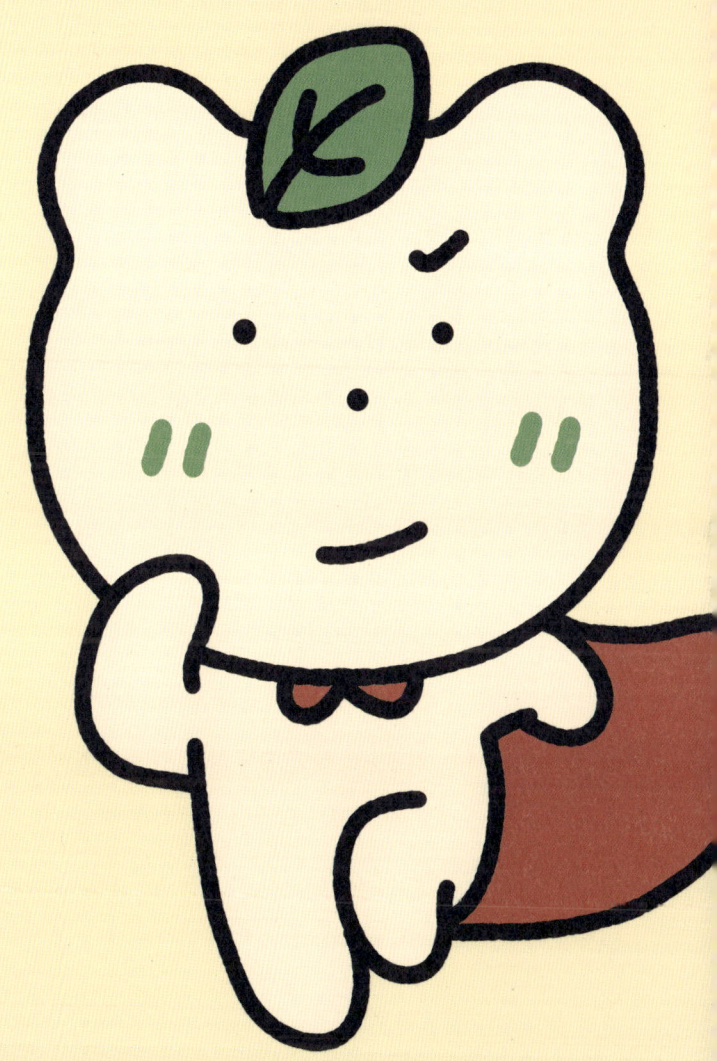

다큐멘터리에 담긴 내용은 다소 충격적이다. 우리가 흔히 마트에서 구할 수 있는 햄, 베이컨, 소시지와 같은 가공육은 세계보건기구(WHO)에서 1군 발암물질로 분류하고 있다. 1군 발암물질에는 석면, 담배가 포함되어 있는데, 이 사실만 견주어 보아도 가공육이 건강에 얼마나 좋지 않은지 짐작할 수 있다.

하지만, 미국 암 학회, 심장 협회, 유방암 예방단체 등 건강 관련 단체들은 암 예방을 위한 권장식단으로 가공육을 활용한 레시피를 소개하고 있다. 뿐만 아니라, 2군 발암물질로 분류된 붉은 고기에 대해서도 위험성의 설명이 제공되지 않은 채 추천식단에 올라가 있다.

그렇다면 왜 발암물질로 분류된 가공육과 고기가 암 환자의 추천식단에 올라가 있는 것일까? 미국 정부와 건강 관련 단체들이 정보를 제공하지 않고, 사실을 숨기는 이유가 무엇일까? 영상 속 주인공은 이러한 상황에 의문을 가지며 각 기관에 인터뷰를 요청하지만, 어느 곳에서도 정확한 답변을 들을 수 없었다.

의문점을 파헤치던 중, 미국의 많은 질병 학회가 축산업, 낙농업 기업으로부터 거대한 자본을 제공받고 있다는 사실을 알게 된다. 자본의 힘에 의해 그들이 원하는 정보만을 사람들에게 알려왔던 것이다.

건강식품으로 알려진 계란에는 하루에 하나만 먹어도 담배를 다섯 개비 이상 피우는 것과 같이 기대수명이 줄어들며, 우유를 많이 마시면 뼈가 튼튼해지고, 골다공증을 예방해 줄 거라는 고정관념과는 달리, 우유에는 골다공증을 예방하는 효과와 연관성이 없다고 한다. 그럴 뿐만 아니라 인간이 먹을 우유와 달걀을 생산하기 위해 너무나 많은 동물에게 고통을 주어야 하니, 고기를 포함한 동물성 식품을 먹어야 할 이유가 더더욱 없는 것이다.

나는 이 다큐멘터리를 통해 채식을 실천하는 것이 단순히 '나'의 건강에만 국한되는 것이 아니라 동물의 삶, 환경, 지구를 이루는 모든 것들과도 연결되어 있음을 알아차렸다.

이 글을 읽고 '정말 그럴까?' 하는 의심 혹은 호기심이 들었다면, 채식과 관련된 다큐멘터리를 시청해 보길 추천하고 싶다. 이 시간은 분명 나의 건강을 어떻게 지킬 것인지, 어떤 소비를 할 것인지, 나아가 어떻게 살고 싶은지 생각하게 되는 시간을 가져다줄 것이다.

*참고자료 : 다큐멘터리 <What the health> 2017

비고미의 두 번째 조각

변화

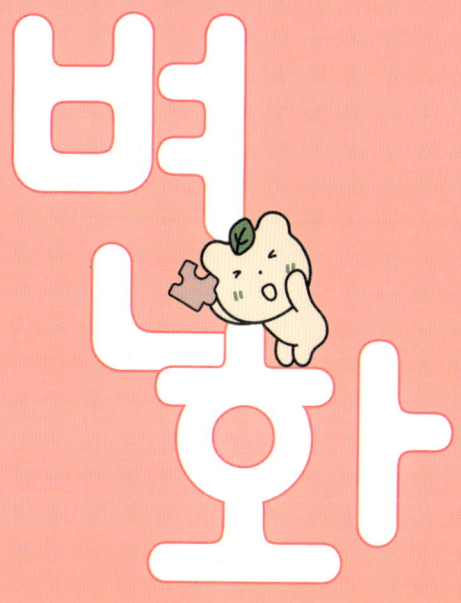

채식하면 샐러드만 먹어?

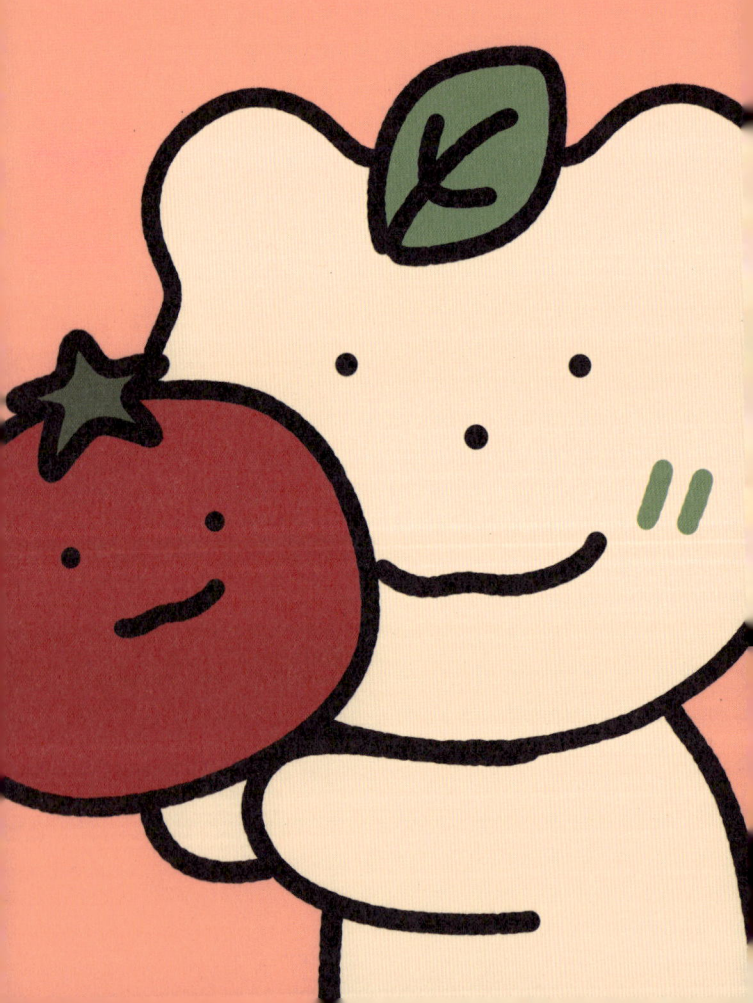

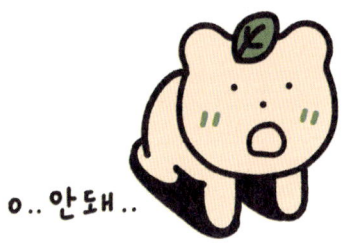

o..안돼..

    비건 지향의 삶은 처음부터 난관 그 자체였다. 초반에는 비건에 대한 아무런 정보도, 공부도 없이 무작정 샐러드만 먹었다. 고기를 먹지 않으면 채소를 먹어야 한다고 극단적으로 생각한 탓이다. 지금 생각해보면 얼마나 무모한 생각이었나 싶을 정도로 일주일 동안 삼시 세끼 샐러드만 먹었다. 흔히 마트에서 구할 수 있는 드레싱에도 우유와 계란과 같은 성분이 들어있기에 주먹구구식으로 생채소만 먹었다.

그렇게 며칠이 지나자, 이건 아니다 싶었다. 평생 이렇게 먹으며 살 수는 없었다.

*좋아했던 디저트에
우유, 계란, 버터가 들어간다는 것을
알게 되었을 때*

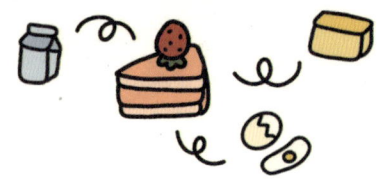

*세상의 즐거움을 잃어버린
기분이었다-*

건강과 동물, 환경을 위해 비건을 지향해야 하는 이유는 너무나도 충분했지만, 도무지 어떻게 시작해야 할지 엄두가 나지 않았다. 내가 가장 좋아하는 빵과 케이크에도 우유, 계란, 버터가 들어간다니, 그동안 누려왔던 맛의 즐거움을 전부 잃어버릴 것 같다는 생각에 우울함이 밀려왔다.

비건에 대한 정보를 찾아야 했다

가장 먼저 비건 식당을 검색해 보았다. 생각보다 많은 비건 식당과 카페들이 있었다. 베이킹의 필수 재료인 우유, 계란, 버터를 넣지 않고 만든 비건 디저트가 있다는 사실도 알게 되었다. 비건으로도 빵과 케이크를 먹을 수 있다니! 더 이상 샐러드만 먹지 않아도 된다는 안도감과 함께 가슴이 설렘으로 가득 찼다.

채식 식당만 모아서 소개해 주는 앱이 있다는 것도 알게 되었다. 지도에 내가 있는 위치를 설정하면 근처에 있는 채식 식당들을 모두 알려주는 아주 유용한 앱이다. 지금, 이 글을 읽는 당신이 비건을 결심했다가 나처럼 샐러드만 먹고 지쳐 포기하는 일이 없었으면 좋겠다.

곳곳의 비건 식당을 찾아다니며 느낀 점은, 채식으로도 먹을 수 있는 음식들이 정말 많다는 것이었다. 오히려 비건으로 먹지 못하는 음식들을 찾는 게 어렵겠다 싶어질 정도였다. 내가 평소에 먹었던 일반적인 음식들에서 동물성 재료들을 배제하면 나는 무엇이든 먹을 수 있었다. 너무 익숙하고 당연했기에 먹어왔던 동물성 재료들을 대체할 수 있는 것들이 분명히 존재했다. 카페에 가면 우유 대신 두유 옵션을 선택하고, 계란과 버터가 잔뜩 들어간 빵 대신 속이 편안한 비건 빵과 케이크가 있는 카페에 간다. 그뿐만 아니라 내가 지금까지 먹어왔던 피자, 파스타, 샌드위치를 전부 비건으로 먹을 수 있다. 그 안에 들어가는 재료가 동물성에서 식물성으로 바뀌었을 뿐, 맛에서의 차이도 크게 느껴지지 않았다. 대체재가 있으니 동물성 음식을 먹을 이유가 더더욱 없어졌다.

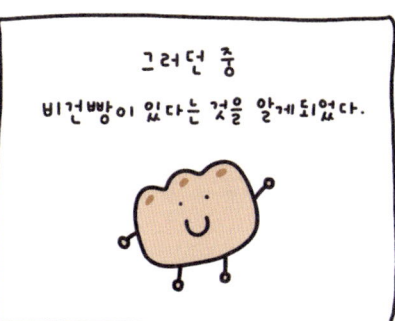

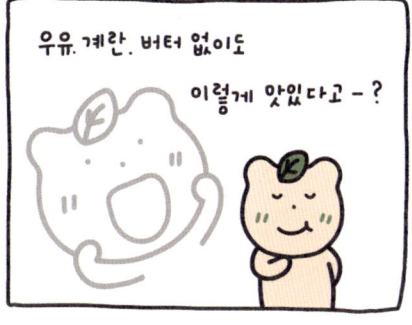

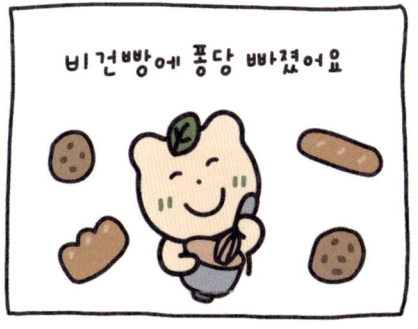

그렇게 나는 비건 식당들을 찾아다니며 그동안 내가 알지 못했던 새로운 음식의 세계를 경험하게 되었다. 맛있고 건강한 음식들로 나를 채우는 비건의 삶이 즐거워졌다.

비건으로 살아간다는 건 맛있는 음식들을 포기하며 살아가는 게 아니라, 동물성 재료 없이도 충분히 맛있고 행복하게 즐길 수 있는 음식을 발견하며 새로운 미식의 경험을 얻는 선물 같은 시간이라고 생각한다.

내가 좋아했던 '맛' 있는 음식들

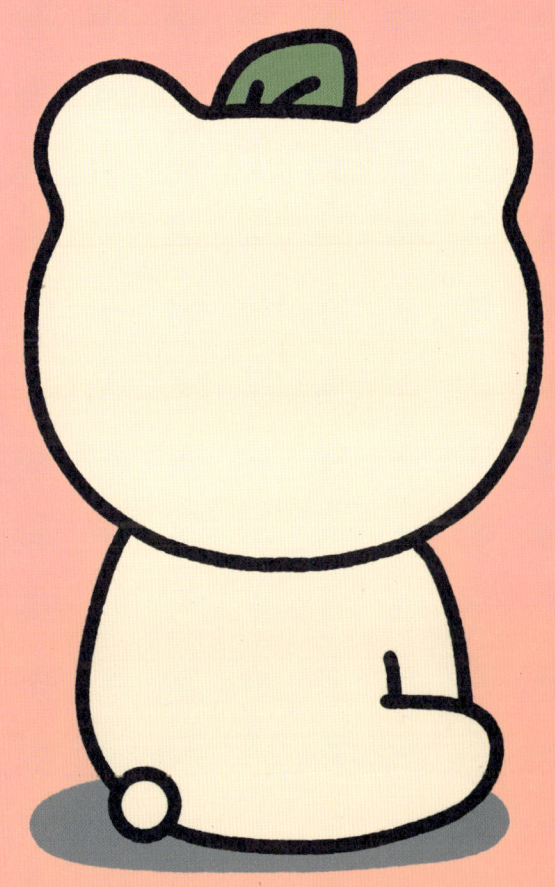

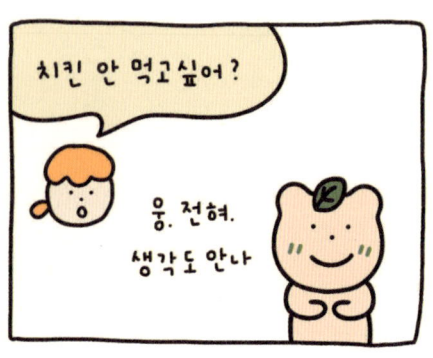

 비건을 시작하며 나에 대해 알게 된 놀라운 사실 중 하나는 고기 없이는 살 수 없고, 고기를 좋아한다고 굳건히 믿었던 내가 실제로는 고기를 좋아하는 게 아니었다는 사실이다. 신기하게도 비건을 시작하고 나서 한 번도 고기가 생각나거나 먹고 싶었던 적은 없었다. 하지만 제육볶음이 먹고 싶고, 찜닭도 먹고 싶다. 이게 무슨 말도 안 되는 말이냐고? 사실 그 음식 자체를 좋아했던 거지, 고기가 그립고, 고기를 먹고 싶은 게 아니라는 것이다. 제육볶음이 먹고 싶은 건 그 안에 있는 돼지고기를 먹고 싶은 게 아니라 제육볶음을 이루고 있는 매콤한 양념과 여러 가지 재료들이 먹고 싶은 것이다.

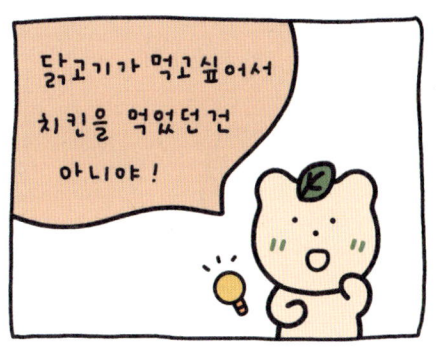

쉽게 말해, 내가 찜닭을 먹고 싶은 건 닭이 먹고 싶어서가 아니라 찜닭을 이루는 자극적인 맛을 기억하는 것이다. 찜닭에 들어가는 양념과 당면, 채소를 먹고 싶은 것이지 궁극적으로 고기를 먹고 싶은 게 아니라는 말이다. 나는 고기를 좋아했던 게 아니라 그 요리 자체를 좋아했던 거다. 그래서 나는 제육볶음 대신 매콤한 채소볶음을 먹고, 양념치킨 대신 바삭한 가지튀김과 버섯 강정을 먹는다. 좋아하는 '음식'과 좋아하는 '맛'은 다르다는 사실을 알게 된 덕분에 비건을 지향하면서 좋아하는 '맛'을 포기한 적은 없었다.

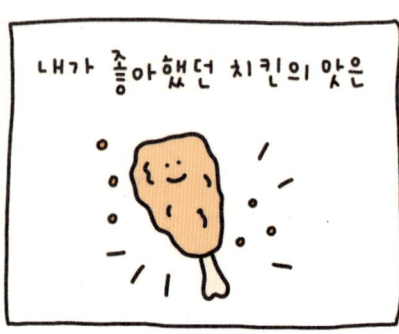

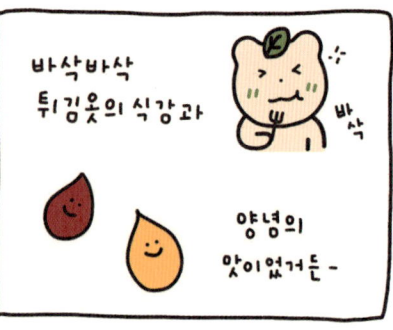

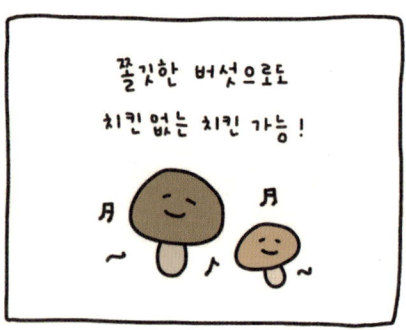

동물성 재료가 들어가지 않아도 충분히 좋아하는 맛을 즐기며 살아간다. 비건 지향의 삶은 채소의 다채로운 변신과 새로운 맛을 발견하는 즐거움을 느낄 수 있게 해주었다.

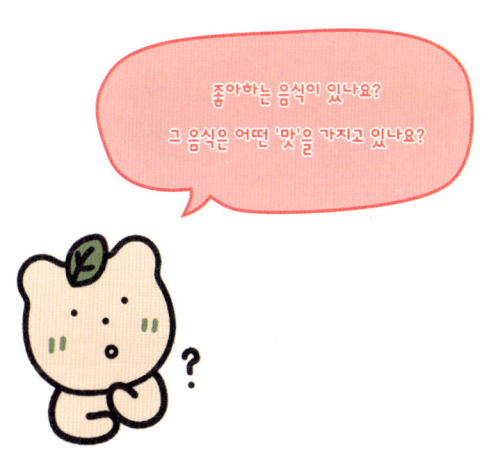

나를 불편하게 만드는 것들

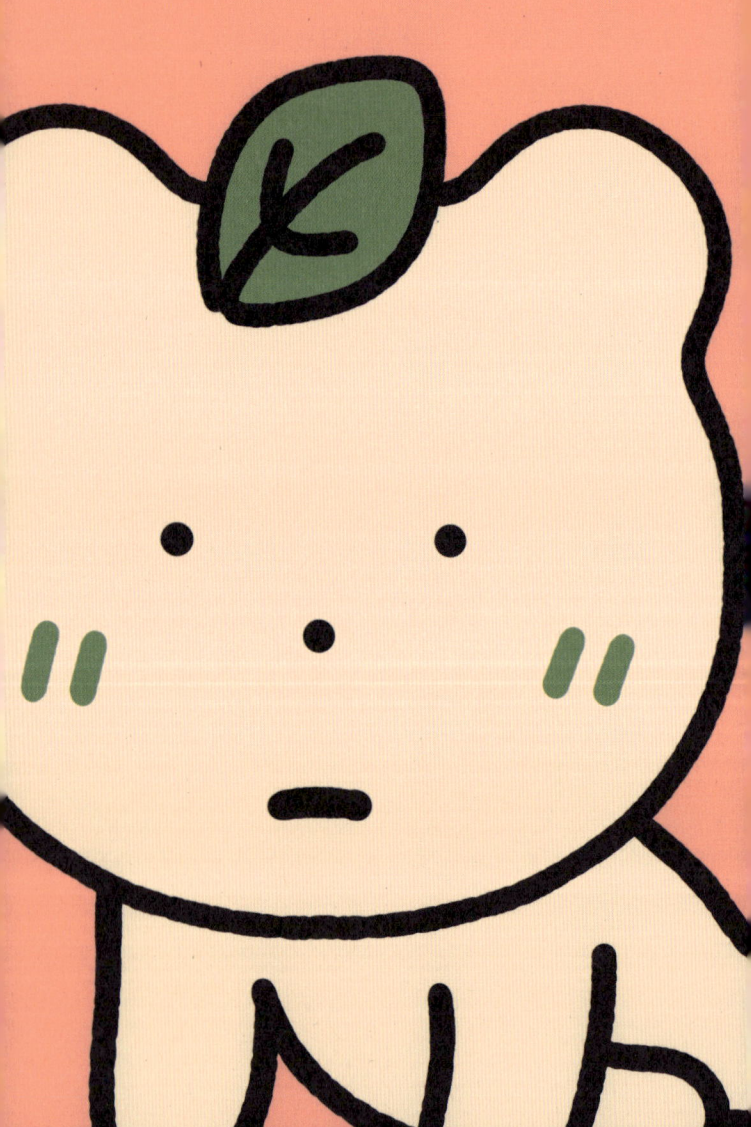

유당불내증

어렸을 때부터 식사를 하고 나면 항상 속이 더부룩했던 기억이 있다. 배에는 가스가 자주 찼고, 과식을 하지 않아도 속이 불편했다. 소화불량은 일상이었고, 음식을 먹기 전부터 속이 더부룩해지면 어쩌지 걱정했다. 어느 날, 병원에 갔더니 과민 대장 증후군이라며 밀가루 음식을 줄이고, 유산균을 잘 챙겨 먹어야 한다고 했다. 매일 아침 유산균을 챙겨 먹었고, 좋아하는 빵을 줄였다. 몇억 유산균이 들어있다고 소문난 요거트도 꾸준히 먹었다. 하지만 상황은 달라지지 않았다. 여전히 속이 불편했고, 더부룩했다. 여러 노력에도 불구하고 나아지지 않는다는 걸 느꼈을 때, 나는 원래 소화가 안 되는 사람이구나 체념했다.

그러다 비건을 지향하면서 그동안 불편하다고 느껴왔던 일들의 해답을 찾을 수 있었다. 소화기관이 나약한 탓도, 유산균을 잘 챙겨 먹지 않아서도 아니었다. 다름 아닌 유당불내증이 원인이었다.

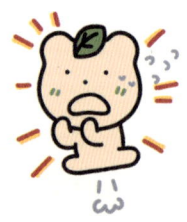

그토록 오랜시간 나를 괴롭혔던 더부룩함이
내가 좋아하는 음식들 때문이었다니!

모유에 들어있는 유당을 분해하는 효소는 생후 약 2년이 지나면 더 이상 우리 몸에서 분비되지 않는다. 몸에서 더는 모유를 필요로 하지 않기 때문이다. 성인이 되면 우유를 소화할 수 없는 게 자연스러운 현상이라고 한다. 나는 그것도 모른 채 버터가 잔뜩 들어간 빵과 요거트를 꾸준히 챙겨 먹고, 아침마다 바나나와 우유를 함께 갈아 먹었던 것이다.

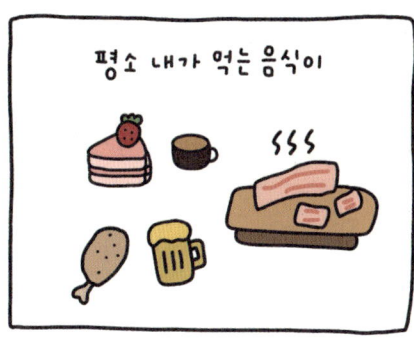
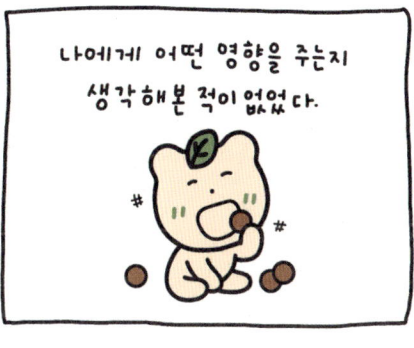
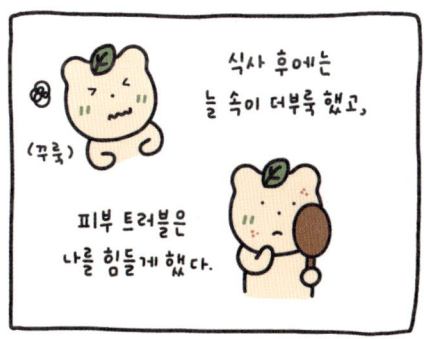

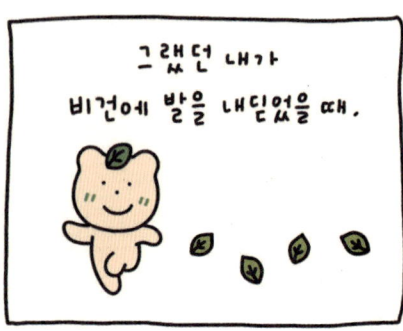

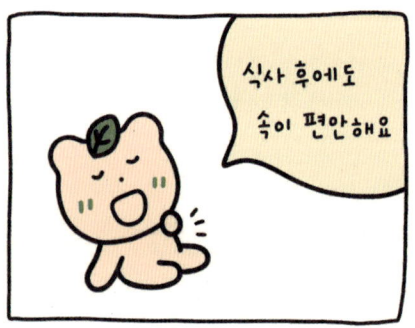

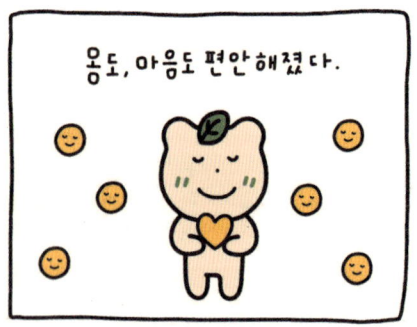

비건을 시작하고 나서 유제품을 먹지 않는다. 카페에 가면 우유가 들어가는 음료를 두유나 귀리유로 변경하여 마신다. 디저트는 버터와 우유, 계란이 들어가지 않은 비건 빵을 먹는다. 그리고 거짓말처럼 속이 편안해졌다. 더 이상 더부룩하고 불편한 느낌을 느끼지 않았다. 배부르게 먹어도 속이 편안했다. 아마 내가 비건을 선택하지 않았더라면 지금도 속이 불편한 이유도 모른 채 카페에서 라떼에 치즈케이크를 먹고 있을 것이다.

> 일주일 중 하루만 채식으로 먹어도 평소와는 다른 몸의 변화를 느껴보는 시간을 가질 수 있을 거예요. 몸이 어떤 음식을 원하는지 가만히 느껴보는 시간을 가져보시기를 추천드립니다!

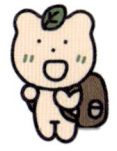

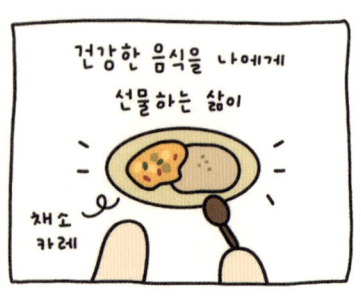

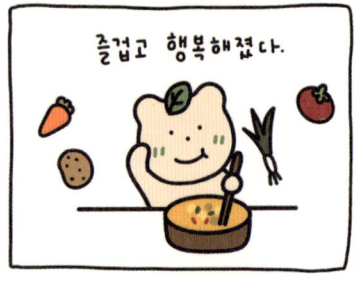

직접 경험해 보니 비건을 한다고 해서 먹고 싶은 음식을 먹지 못하는 것이 아니었다. 그저 음식에 들어가는 동물성 재료를 식물성으로 바꾸어 먹는 것일 뿐이다. 먹는 음식이 달라지자 몸이 먼저 알아차렸고, 몸이 편안해지니 마음까지 건강해짐을 느꼈다. 나의 몸에 이러한 변화들이 나타난다는 것이 신기했다. 비건을 선택하길 참 잘했다는 생각이 점점 커졌고, 앞으로도 이렇게 살고 싶어졌다.

채식의 즐거움

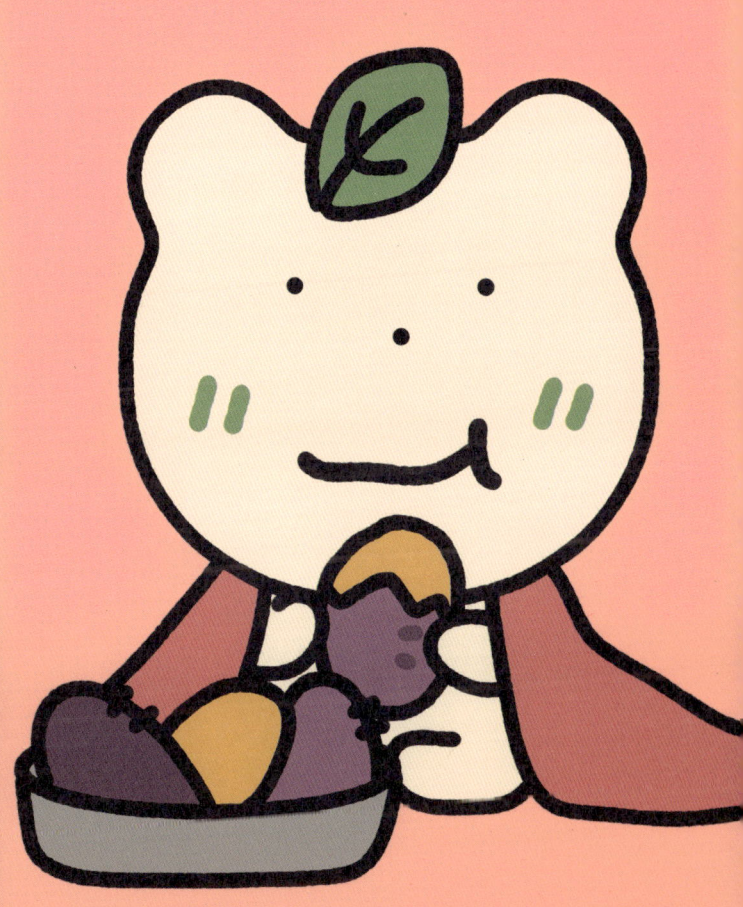

> 고기 없이 어떻게 살아?

> 채소, 맛있어서 먹는거야?

    가족, 친구들은 모두 근심 걱정 가득한 목소리로 고기를 먹지 않으면 쓰러진다고 이야기했지만, 걱정이 무색하게도 비건을 지향하며 살아온 몇 년간 한 번도 쓰러진 적이 없었다. 고기를 먹지 않아도 건강한 생활을 유지하고 있고, 시간이 지날수록 몸과 마음이 긍정적인 방향으로 변화되어 가고 있음을 느낀다.

우리 집 식탁 위에는 늘 고기가 함께였다. 국과 반찬에는 고기가 들어 있었고, 등 푸른 생선을 자주 먹어야 몸에 좋다며 생선 요리도 빠지지 않았다. 외식을 할 때에도 고기를 먹으러 갔고, 월드컵이나 올림픽에는 야식으로 치킨을 빼놓을 수 없었다. 냉장고에는 우유, 요거트와 같은 유제품이 가득했고, 냉동실 한편에는 쉽고 간편하게 먹을 수 있는 동물성 가공식품이 자리하고 있었다.

그러나 이러한 일상이 당연하고 자연스러웠던 우리 집 식탁과 냉장고에도 조금씩 변화가 생기기 시작했다. 고기 대신 나물 반찬, 깔끔하고 담백한 채수*로 만들어진 요리가 올라오는 날이 많아졌고, 가족 모두 계란 없는 채소 비빔밥을 먹고, 고기 없는 만두를 먹기도 한다. 부모님도 처음에는 고기가 없으면 무슨 맛으로 먹냐고 하셨었지만, 지금은 비건 음식을 먹었을 때 확실히 소화가 잘되어 속이 편안하다고 말씀하신다.

*나시마, 대파, 무와 같이 채소로 우려낸 육수로 찌개, 국, 조림 등에 활용할 수 있다.

나 또한, 살면서 채소가 이렇게 맛있는 음식인 줄 몰랐다. 있으면 먹고, 없으면 말고 하는 음식이었는데, 지금은 마트에 가면 당근과 오이를 꼭 산다. 그리고 길게 잘라 TV를 보면서 아삭아삭 씹어 먹는다.

같은 채소라도 굽고, 찌고, 삶고, 튀기는 등 조리하는 방법에 따라 맛이 천차만별로 달라진다. 특히 가지의 재발견은 실로 놀라운 일이었다. 어렸을 적 차갑게 먹었던 흐물거리는 식감의 가지나물은 '맛없는 채소'라는 인식을 심어주었고, 성인이 되어서도 가지는 먹지 못했다. 그러던 어느 날, 친구와 함께 간 비건 식당에서 가지튀김을 맛보게 되었고, 지금까지 먹어왔던 가지와는 사뭇 다른 매력을 발견하게 되었다. 그다음에는 구운 가지, 가지 덮밥과 같은 음식을 접하면서 가지에 대한 나쁜 선입견이 사라졌다. 가지는 정말 맛있는 채소다. 채소에 담겨진 맛을 살려낸 요리를 먹을 때마다 '이게 정말 그 채소라고?' 하며 신비로운 경험을 마주한다. 비건을 시작하며 새로운 맛에 대한 즐거움을 알게 되었다.

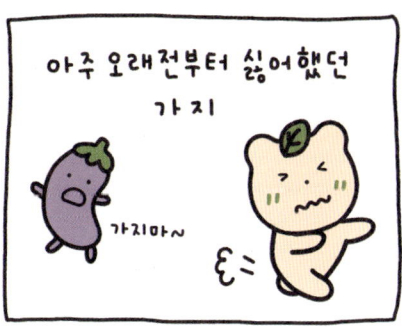

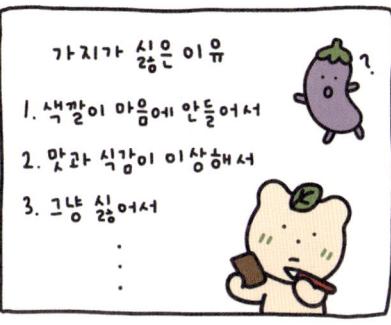

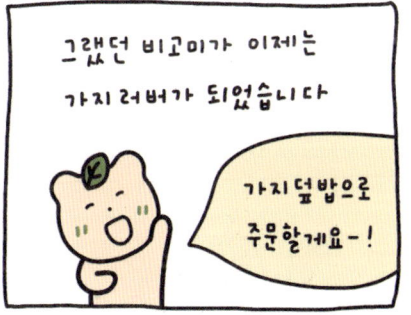

주문하신
가지덮밥 나왔습니다-

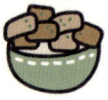

비건이 되고 나서

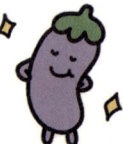

가지의 매력에 푹 빠졌거든요-

채소의 다채로운 맛을 발견하는
즐거움이 있답니다!

 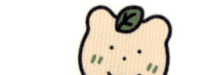 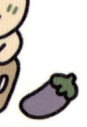

'비건'이라는 단어를 처음 들어봤다는 동생도 시간이 지나자 "이건 비건이야?" "우유가 들어가서 비건이 아니네~"라는 이야기를 자연스럽게 꺼내곤 한다. 외식에서 고기를 선택하는 횟수도 눈에 띄게 줄었고, 냉장고도 유제품과 동물성 가공식품 대신 식물성 음료, 채소, 과일로 채워졌다.

비건으로 함께 외식할 수 있는지 걱정스레 물었던 친구들도 이제는 함께 비건 식당에 가기도 하고, 심지어 어떤 비건 제품을 추천하는지 묻기도 한다. 비건을 지향하는 나의 모습을 보며 친구들은 비건이 생각보다 어렵지 않고, 특별하지 않다는 것을 자연스럽게 알게 되었다고 했다. '당장 완전히 고기를 끊을 자신이 없지만, 앞으로 조금씩 줄여나가 보려고'라는 이야기를 들을 때마다 얼마나 뿌듯하고 기쁜지 모른다.

내가 가진 작은 비건의 불씨가 아주 가까이에 있는 가족과 친구들에게 전해져 따뜻한 온기가 만들어지고 있는 지금이 감사하고 행복하게 느껴진다. 곳곳에서 작은 불씨를 전하는 사람들이 늘어나 함께 비건을 지향하는 사람들이 많아지고, 비건을 조금 더 따뜻한 시선으로 바라보는 다정한 세상이 되었으면 좋겠다.

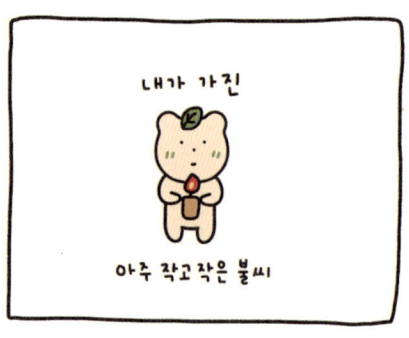

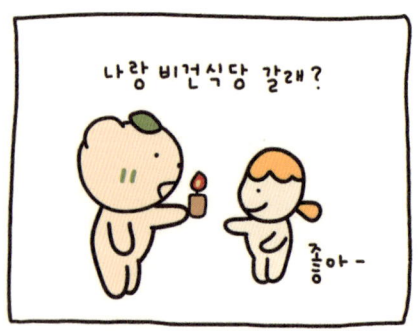

전해진 작은 불씨는 모이고 모여

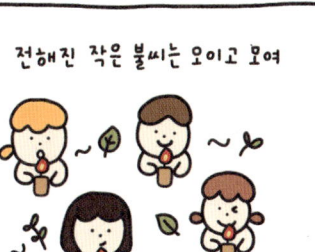

지구를 지키는 따뜻한 빛이 되었어요

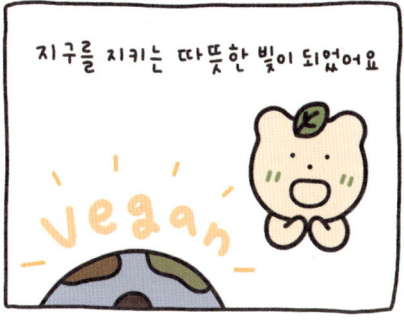

여러분의 마음에도

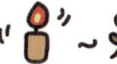

작은 불씨가 전달되었어요!

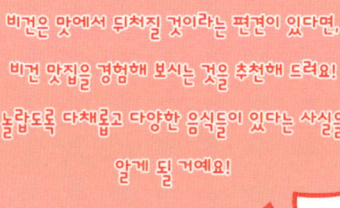

비건은 맛에서 뒤처질 것이라는 편견이 있다면,
비건 맛집을 경험해 보시는 것을 추천해 드려요!
놀랍도록 다채롭고 다양한 음식들이 있다는 사실을
알게 될 거예요!

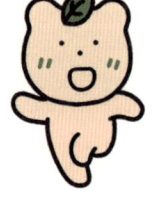

비고미의 세 번째 조각

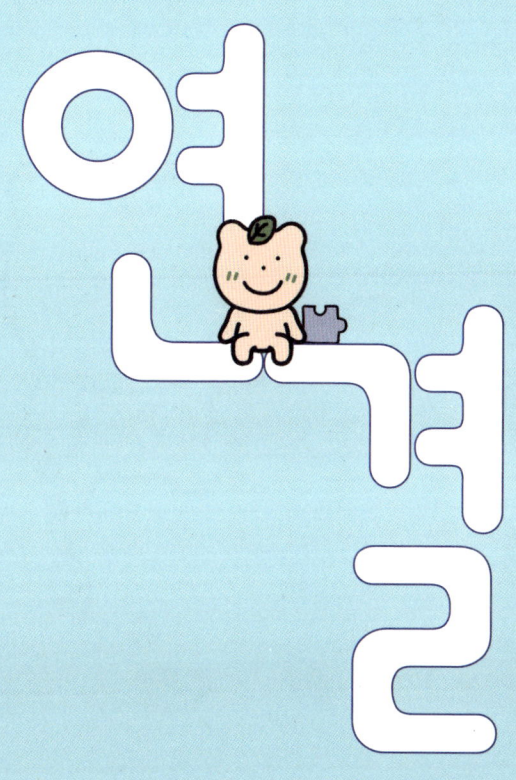

연결

나와 지구를 지키는 일

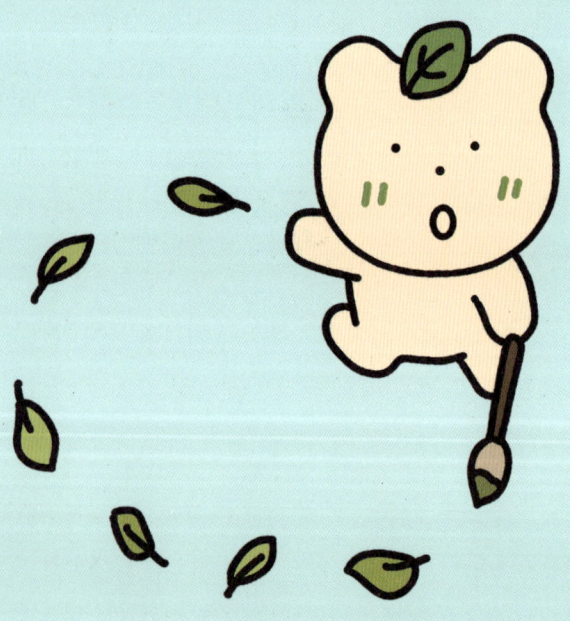

> **왜 갑자기 비건이 된거야?**

사람들이 왜 비건 지향의 삶을 지속해 나가는지 물을 때마다 어디서부터 어떻게 설명하면 좋을지 생각이 많아진다. 딱 하나의 이유로 정의하기 어려울 정도로 건강, 동물, 환경까지 아우르는 많은 이유가 존재하기 때문이다. 공부할수록 지구의 모든 생명체와 연결되어 있음을 알게 되었고, 결국 '지구를 지키는 일이기 때문'이라는 결론이 났다. 지구를 지키기 위해서라니, 영화 속 영웅이 말하는 대사 같기도 하지만 사실이다. 우리는 긴밀하게 연결되어 있고, 끊임없이 영향을 주고받으며 살아가고 있다. 비건을 지향하는 삶이 지구를 지키기 위한 거대한 프로젝트임을 설명하기에 앞서, 어떻게 연결되어 우리의 삶에 영향을 주는지 이야기를 해보려고 한다. 동시에 지구를 위해 할 수 있는 일이 없다고 생각하는 사람들에게 지금 당장 우리가 할 수 있는 일이 있다는 걸 말해주고 싶다.

"비건이 지구를 지키는 일이라고요?"

비건을 지향하기 전, 내 세상은 오로지 '나'에게만 초점이 맞춰져 있었다. 환경문제는 내가 어떻게 할 수 있는 문제가 아니며 나와는 상관없는 일이라고만 생각해 왔다. 지금 당장 눈앞에 있는 과제와 성적, 친구와의 관계 같은 일들이 더 중요했고, 그저 거대하게만 느껴지는 환경문제를 해결하기 위해 내가 할 수 있는 일은 없다고 생각했다. 하지만 비건을 지향하게 되면서 환경문제는 단순히 외면할 문제가 아니라는 걸 알게 되었다. 나를 포함한 지구의 모든 존재는 긴밀하게 연결되어 있었고, 끊임없이 서로에게 영향을 주며 살아가고 있었다. 비거니즘은 단순히 먹는 문제만을 다루지 않는다.

최근 뉴스에서는 '기후 위기'를 주제로 이야기를 다루는 장면들을 볼 수 있다. 예전에 많이 쓰였던 '지구 온난화'에서 '기후 위기'로 단어가 바뀌었다. 전 세계적으로 빈도수가 높아진 홍수, 가뭄, 폭염과 같은 급격한 변화를 겪으며 이 상황을 심각하게 인지하게 된 것이다. 지금보다 환경오염이 더 심각해져 해수면이 오르고, 온도가 올라 끊임없이 자연재해가 일어나면 어떻게 될까? 우리는 파괴된 자연 속에서 안전할 수 없고, 오염된 환경에서 건강하고 행복한 삶을 살 수 없게 될 것이다.

이렇듯, 모두가 함께 지구를 지키는 일에 관심을 가져야 하는 이유는 결국 생존과 관련된 문제이기 때문이다. 지금 이 시각에도 많은 동물과 식물이 멸종되고 있다. 바다의 수온이 올라가고, 시베리아는 녹고 있다. 기후가 바뀌자 농작물의 재배 시기도 바뀌었고, 재배되지 못한 농작물은 상품 가치를 잃었다.

기후 위기를 늦추기 위해 '채식' 권고

UN 식량 농업기구(FAO)에 따르면, 가축을 기르기 위해서 넓은 토지가 필요하기 때문에 아마존 열대우림의 약 70%가 벌목되었다고 한다. 오직 인간이 먹을 고기를 생산하기 위한 목적으로 이산화탄소를 흡수하는 나무를 베어내고, 숲에 불을 질러 가축을 기르는 토지를 만드는 것이다. 이렇게 길러진 가축들이 배출하는 분뇨는 하천으로 흘러가 지하수가 오염된다.

내가 가장 놀랐던 사실은 축산업이 발생시키는 온실가스의 양이 비행기, 자동차, 트럭, 기차, 배 등 모든 교통수단으로 인한 온실가스의 양보다 더 많다는 것이다. 과도한 육식을 줄이는 것이, 오늘 하루 고기를 선택하지 않는 것이 동물과 환경, 지구를 지킬 수 있는 가장 쉽고 빠른 해결책이 될 수 있다.

모든 사람이 비건이 되는 것은 어쩌면 불가능에 가까울지도 모른다. 그렇지만, 개개인이 실천할 수 있는 범위에서 조금이라도 '비건'에 가깝게 실천한다면 이야기는 달라질 수 있다. 육류보다는 채소 위주로 섭취하고, 동물실험을 하지 않은 제품을 사용하는 것, 친환경 및 유기농 제품을 구매하는 것, 이 모든 것들을 함께하는 사람들이 많아지면 점점 더 큰 변화로 이끌어 나갈 수 있게 될 것이다.

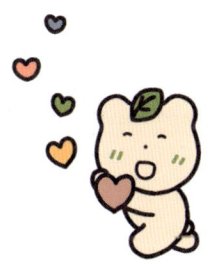

*참고자료 : UN 식량 농업기구 (FAO)

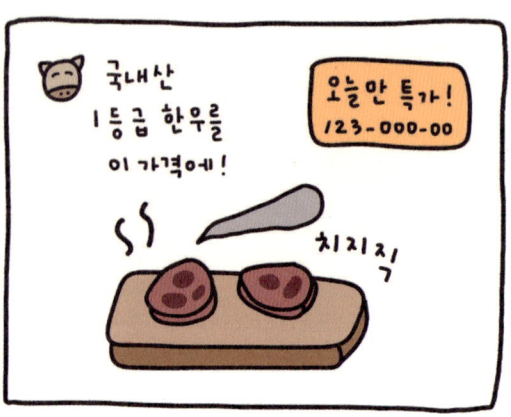
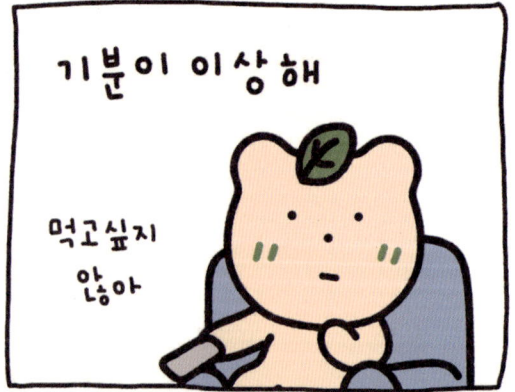

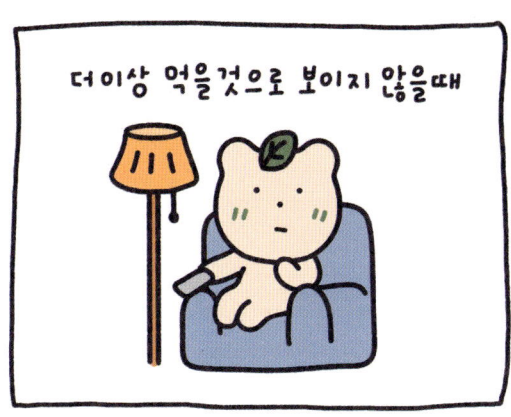

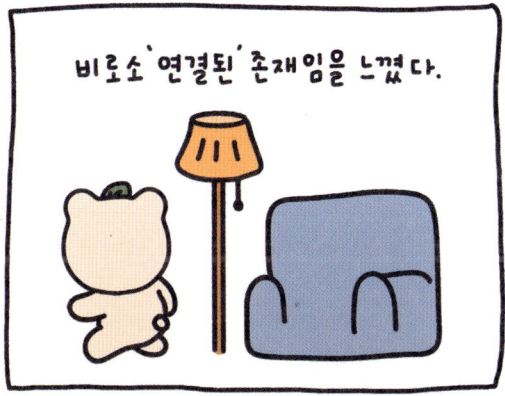

무엇을 먹을 것인가?

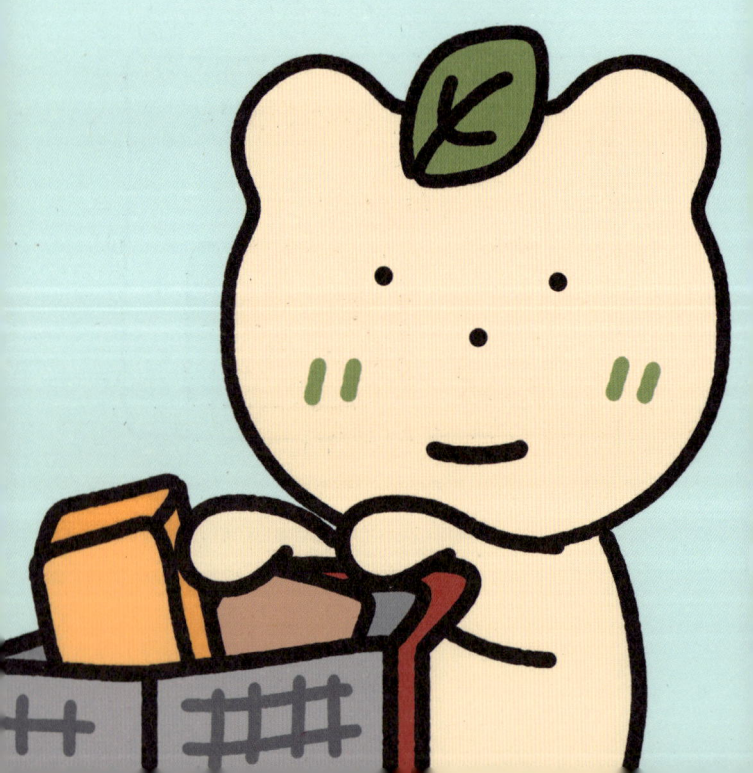

오늘 뭐 먹지?

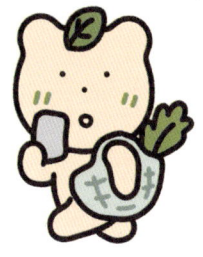

누구나 질병 없이 건강하게 살기를 원한다. 건강의 소중함을 알고 있기에 조금 더 건강한 음식을 찾고, 건강을 지키기 위한 노력을 한다. 그런데 왜 동물성 위주의 식단이 정말로 건강한 음식인가에 대해서는 의심하지 않는 걸까. '고기는 단백질을 위해 필수'라는 고정관념은 어디서부터 온 걸까.

그 이유는 아마도 고기를 먹는 일이 언제부터인지도 모를 만큼 우리의 일상에 익숙하고 자연스러운 식생활로 깊숙이 자리 잡았기 때문이라고 생각한다.

고기를 먹지 않고는 살 수 없는 걸까?

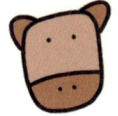 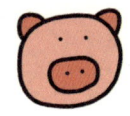 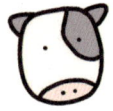

우리가 소비하는 대부분의 고기는 효율적인 생산을 위해 동물들을 공장식 축산 방식으로 기른다. 이러한 농장에서는 자연적인 성장 속도보다 빠르게 살을 찌워야 하기 때문에 다량의 호르몬제와 항생제를 사용한다. 비좁은 공간에서 사육되고 약물에 노출되다 보면 전염병이 생기기도 한다. 이렇게 자란 동물들이 우리의 식탁에 오르게 되는 것이다.

동물성 식품이 어떤 과정을 거쳐 오는지 알게 되니, 꼭 동물성 단백질을 먹어야 하는지 의문이 들었다.

정답은 그렇지 않다. 식물성 단백질만으로도 우리는 충분한 단백질을 섭취할 수 있다.

채식과 관련된 다양한 전문 서적을 살펴보면, 통곡물과 각종 견과류, 채소 등은 필수 아미노산과 비필수 아미노산을 가지고 있다. 또한, 모든 식물에는 인간에게 필요로 하는 단백질이 존재한다.

꼭 동물성 단백질을 선택하지 않아도 된다는 사실과 더불어 가장 놀라웠던 건 우리가 단백질이라는 영양소에 집착하는 만큼 우리 몸은 많은 양의 단백질이 필요하지 않다는 사실이었다. 단백질을 많이 먹으면 더 많은 근육을 만들 수 있을 거라 생각하지만, 몸에서 필요로 하는 단백질의 양보다 많은 양을 섭취할 경우 몸에 축적되지 않고 바로 배설되거나 근육이 아닌 지방으로 축적된다.

식물성 단백질만으로는 부족한 걸까?

사람들은 고기를 먹어야 힘이 나고 근육이 생긴다고 말한다. 처음 비건을 선언했을 때 부모님이 가장 우려했던 부분도 마찬가지였다.

<The game changers>라는 다큐멘터리를 보면 세계적인 운동선수 중에서는 채식주의자들이 많으며, 채식 식단으로 전환한 후에 오히려 운동능력이 활성화됐다는 이야기가 나온다.

우리의 몸은 고기를 먹지 않고도 충분히 건강하게 살아갈 수 있다. 고기를 먹어야 힘이 난다는 건, 오래된 편견일 뿐이다.

식물성 식품, 무조건 건강할까?

최근 식품업계에서는 식물성 가공식품을 계속해서 출시하고 있다. 하지만, 식물성이라고 해서 건강할 거라는 생각은 위험할 수 있다. 아무리 식물성 성분으로만 만들어졌다고 하더라도, 각종 식품 첨가물과 지방이 들어간 고도 가공식품이기 때문이다. 성분상 비건이지만, 결국은 공장에서 만들어진 '맛있는 가공식품'을 매일 먹는다면 건강과는 거리가 먼 식습관이 될 것이다.

우리가 가장 건강하게 먹을 수 있는 건, 다른 그 무엇도 아닌 최소한의 가공과 조리를 한 음식이다. 건강한 비건 생활을 지속하고 싶다면, 가공식품을 줄이고 과일, 곡류, 콩류, 견과류, 해조류 등의 식물을 골고루 섭취하는 식습관이 중요하다고 생각한다.

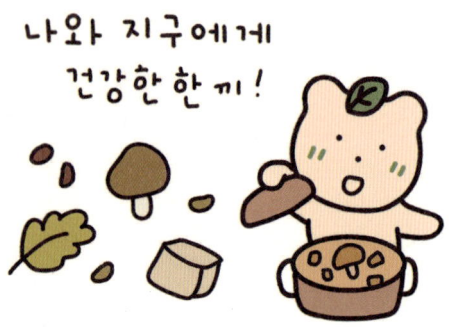

먹는 것이 곧 내가 된다는 이야기가 있다. 결국 건강한 삶을 산다는 건 내가 무엇을 먹을지 선택하기에 달려 있다고 생각한다. 먹는 것이 나를 변화시키고, 나의 모습을 이룬다는 사실은 변하지 않기 때문이다. 근본적으로 어떤 것을 먹을 것인가에 대한 질문은 나를 사랑하고 아껴주는 건강한 삶의 모습과도 닮아있다. 식탁 위 음식이 어떤 영양소를 가지고 있고, 나의 몸에 어떤 영향을 가져다주는지 매 순간 인식하고, 의식하고, 깨어있어야 한다. 나를 돌보고, 변화시킬 수 있는 건 나 자신뿐이다.

어디서 어떻게 왔니?

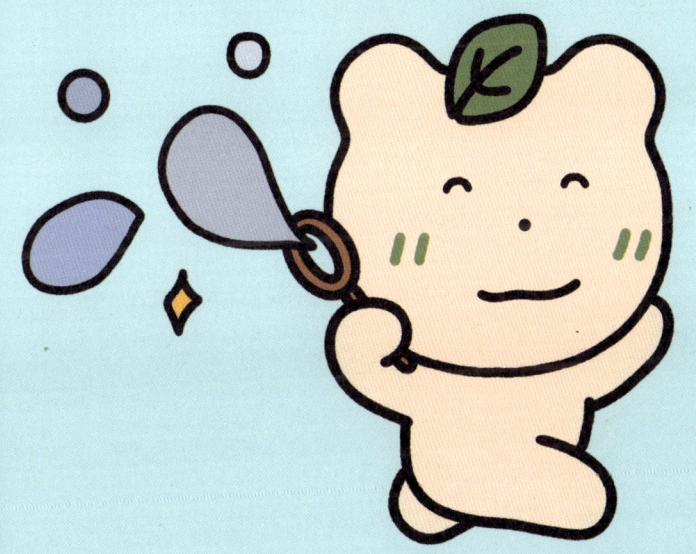

마트에 가득 쌓인 우유

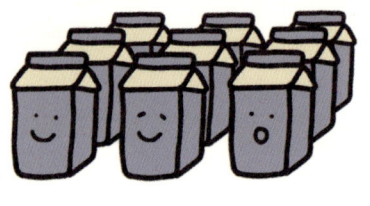

어디서 어떻게 왔을까?

카페에서 우유가 들어간 라떼를 마실 때, 아침에 우유와 시리얼을 먹을 때, 그리고 마트 한편에 빼곡히 진열되어 있는 우유를 볼 때마다 푸른 들판을 여유롭게 걸어 다니는 젖소의 모습을 떠올렸다. 우유 패키지에 등장하는 젖소와 TV 광고에서 보여주는 젖소들은 자유롭고 평화로웠다. 나에게 우유는 너무나도 쉽고 편리하게, 편의점이나 마트에서 소비할 수 있는 식품 그 이상의 의미는 없었다.

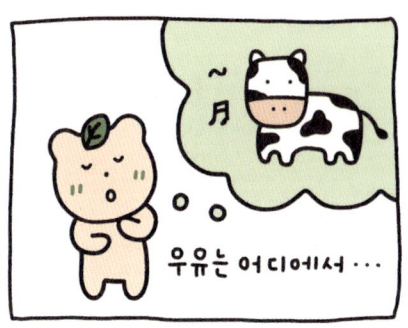

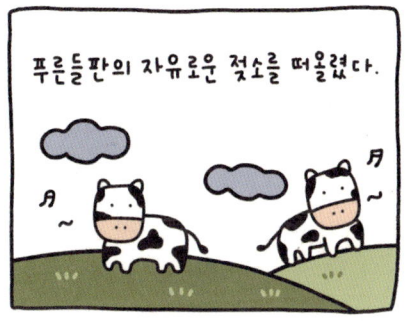

우유 한 잔이 나에게 어떻게 오는지 생각해 본 적이 없던 나는 부끄럽지만, 젖소가 우유를 스스로 만들어 낼 수 있는 존재라고 생각해 왔다. 평화로운 젖소들의 이미지 뒤에 숨겨진 이야기는 어디에서도 광고하지 않았기 때문이다.

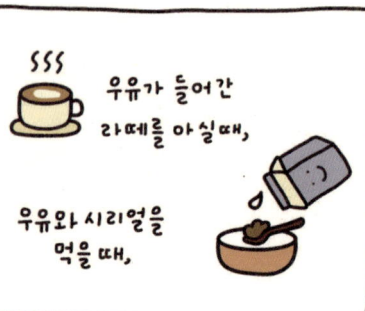

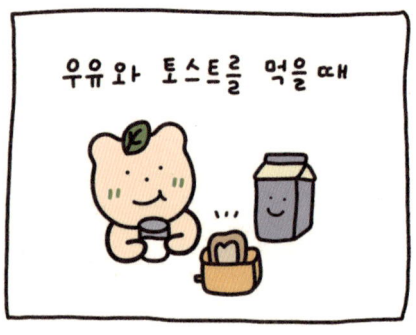

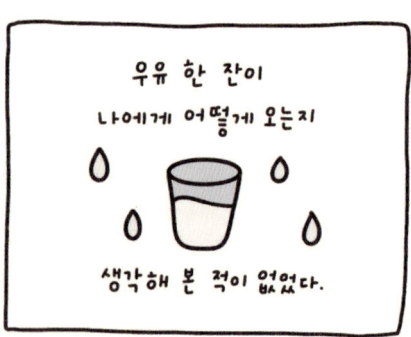

그러나 우유를 생산하고, 우유가 우리에게 오는 과정에서 당연하고 자연스러운 부분은 단 하나도 존재하지 않았다.

젖소에게서 우유가 나오려면 임신이 되어야 한다. 이를 위해 강제로 임신시켜 계속 우유를 생산해 내도록 한다. 마치 우유 공장처럼 말이다. 평생 작은 공간에서 오직 인간이 먹을 우유를 생산하기 위해 생의 마지막 순간까지 임신과 출산을 반복해야 하는 게 젖소의 삶이었다.

우리와 똑같이 고통을 느끼는 동물들에게 인간이 먹을 우유를 생산해 내기를 강요하는 일이, 이러한 과정을 겪는 젖소들의 삶이 자연스러운가라는 질문이 따라왔다. 이러한 진실을 마주하게 되자 더 이상 우유를 먹고 싶지 않아졌다. 나는 이 이야기가 우유를 소비하는 사람들에게 분명히 전해져야 한다고 생각한다.

일상에서 쉽게 소비하는 것들이 어디서 어떻게 왔는지 알게 되면서 유제품, 계란을 포함한 동물성 제품을 선택하지 않게 되었다. 숨겨진 이야기를 알게 되었고, 모르는 척할 수 없었다. 지금 당장 바뀌어야 했다. 동물성 제품을 소비하지 않는 것이 내가 할 수 있는 가장 최선의 선택이라고 생각했기 때문에 사지 않고, 먹지 않게 되었다.

'지구를 지킨다'는 표현이 굉장히 거창하고 대단한 일을 해야 할 것 같지만, 일상에서 한 번이라도 더 비건을 실천하는 것이 결국 지구를 지키는 일이라는 점을 다시 한번 이야기하고 싶다. 나 또한 비건을 지향하게 되면서 환경을 위해 당장 할 수 있는 일들이 무엇이 있을까 고민하게 되었고, 지금까지 관심도 없었던 부분들을 공부하고 돌아보게 되었다. 식습관을 바꾸는 일 이외에도 가죽 제품을 사용하지 않거나 동물이 착취된 소비에 반대하는 것, 다회용기를 들고 다니며 일회용품 사용을 줄이는 일도 비건을 실천할 수 있는 방법 중 하나이다.

우유를 만들기 위해
임신과 출산을 반복하는 그 존재를

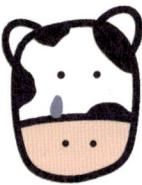

우유는 송아지의 것이라는
당연한 사실을 뒤늦게 마주했다.

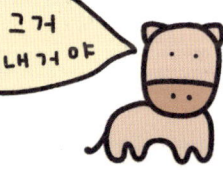

그거 내거야

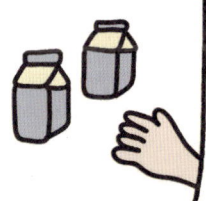

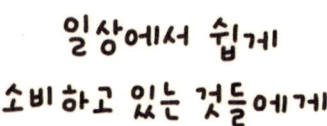

일상에서 쉽게
소비하고 있는 것들에게

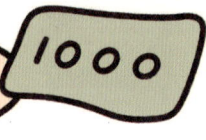

"어디서 어떻게 왔니?"

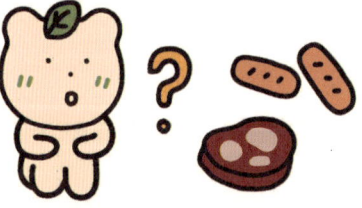

물음표를 던져보세요

지금 할 수 있는 일부터 조금씩 시작해 보는 건 어떨까? 비거니즘의 작은 시작은 지구를 지킬 수 있는 첫 발자국이 되어줄 것이다.

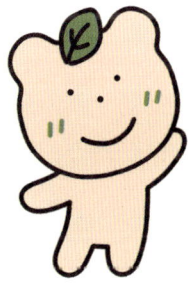

* 비건(Vegan)은 동물성 식품, 동물실험을 하는 제품들, 동물을 착취하는 모든 소비를 지양하는 사람을 의미해요!

한 그루의 나무 심기

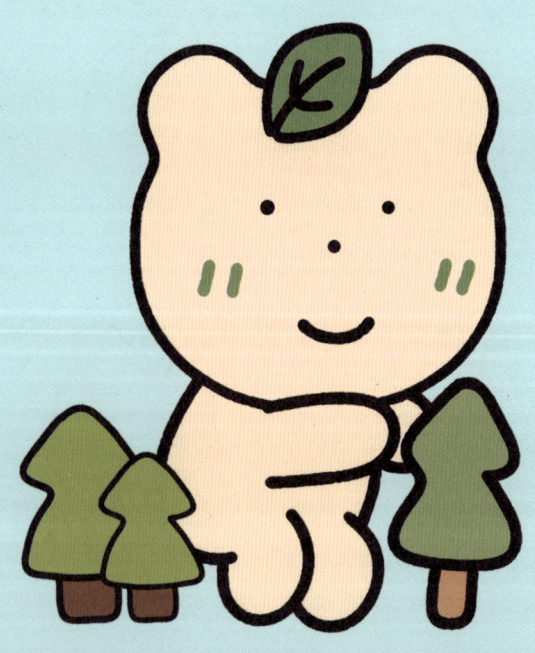

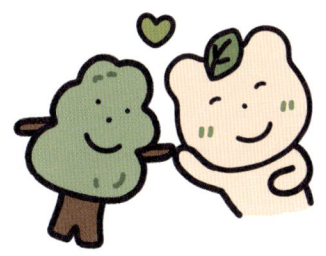

    환경문제에 그다지 관심이 없던 나는 지금 당장 변화가 눈에 보이지 않고, 나에게 직접적인 영향을 주지 않는다고 느꼈기에 그저 다음 세대의 먼 이야기라고만 생각해 왔다.

하지만, 비건을 지향하면서 환경문제는 단순히 외면할 문제가 아니라는 생각이 들었다. 모두가 기후 위기의 심각성을 마주하고, 느끼고, 공감해야 했다. 단순히 환경이 오염되는 것에 그치는 문제가 아닌, 인류의 생존이 걸린 거대한 문제이다. 지금 지구는 온도가 높아지고 있으며, 그로 인해 우리가 마주할 재앙의 시간이 앞당겨지고 있다.

우리 모두가 해 나갈 수 있는 일이 무엇이 있을까?

그저 넋 놓고 바라보는 일이 아닌 작은 행동이라도 실천하고 싶었다. 그러던 중 채식이 환경을 지킬 수 있는 가장 큰 역할을 한다는 사실을 알게 되었고, 많은 사람에게 전하고 싶었다.

육식을 한다고 해서 도덕적으로 잘못되었고, 나쁘다는 이야기를 하고 싶은 것이 아니다. 다만 과도하게 편중된 육식 위주의 식습관이 어떤 문제들을 안고 있는지는 모두가 알아야 한다고 생각한다. 알고 선택하는 것과 모르고 선택하는 것은 너무나 다른 결과를 불러오기 때문이다. 나의 소비 뒤에 숨겨져 있는 사실을 마주하고, 매 순간의 선택에 주체적으로 판단할 수 있기를 바라는 마음이다.

일주일 중 하루만 채식을 하면, 1년에 나무 15그루를 심는 효과가 있다고 한다. 이렇게 한 그루씩 심어진 나무는 시간이 지나서 뒤를 돌아보면 울창하고 푸른 숲을 이루고 있을 것이다. 함께 힘을 합쳐 나무를 심는 사람들이 늘어나 우리가 사는 지구를 초록빛 세상으로 물들였으면 좋겠다.

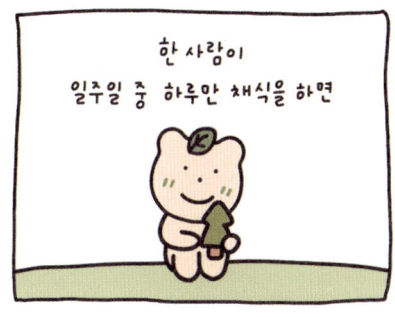

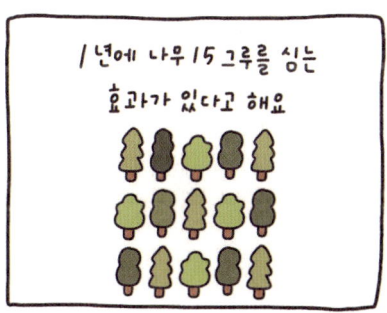

*참고자료 : 단체<한국 고기 없는 월요일>

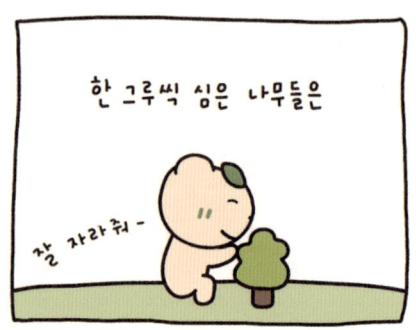
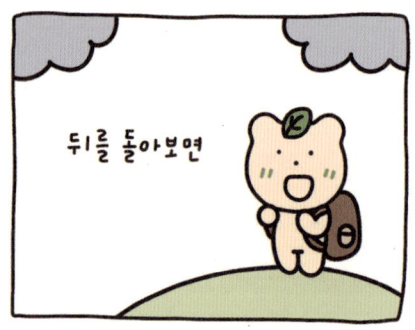
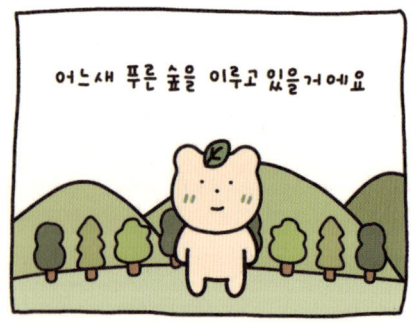

비고미의 네 번째 조각

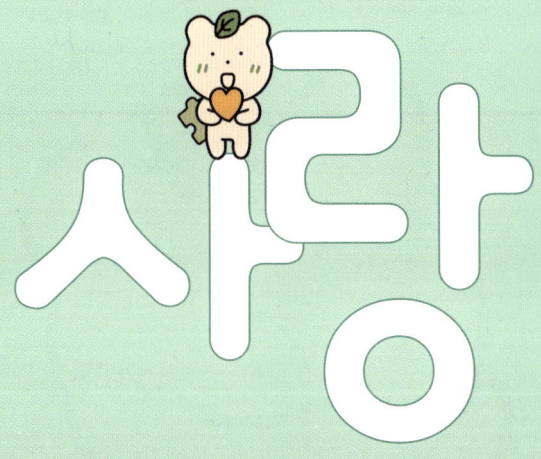

'완벽'하지 않아도 괜찮아요

"비건을 지향하고 있어요."

어느 날 장을 보다가 연두부와 검은콩두유를 장바구니에 담은 적이 있었다. 집에 돌아와 냉장고에 넣으며 뒷면을 보니 두 제품 모두 우유가 함유되어 있었다. 당연히 비건이라고 생각했던 제품에 적힌 '우유 함유'를 보고 하루 종일 마음이 무거웠다. 아무런 의심 없이 뒷면을 확인하지 않고 덜컥 장바구니에 넣은 일이 후회됐다. 비슷한 순간을 마주할 때마다 무지함을 탓하며 속상해했고, 그날 먹었던 음식에 동물성 재료가 있었다는 사실을 알게 될 때면 완벽하지 못한 자신을 자책하기 바빴다. 시간이 지나자 이대로 가다가는 금방 지치고 말 거라는 생각이 들었고, 완벽해지고자 하는 마음이 얼마나 스스로를 무기력하게 만드는지도 느끼게 되었다. 누구도 나에게 완벽한 비건이 되기를 강요하지 않았고, 완벽히 해야만 의미가 있다고 이야기하지 않았다.

'완벽'하지 않아도 괜찮아요

아까 먹은게
비건이 아니었구나
비건인 줄 알았는데

가끔은 '내가 이렇게 한다고 뭐가 달라질까, 우주 먼지보다도 작아 보이지도 않을 텐데'라는 생각에 무기력해지는 순간이 찾아올 때도 있다. 그러나 분명한 점은, 아주 작은 변화를 만들어 낼 힘이 자신에게 있다는 사실이다. 나의 선택으로 동물성 식품을 덜 먹을 수 있고, 동물이 착취된 제품을 덜 소비할 수 있다. 이러한 실천의 횟수가 많아질수록, 함께하는 사람이 많아질수록 그 영향력은 조금씩 커진다는 사실은 변하지 않는다.

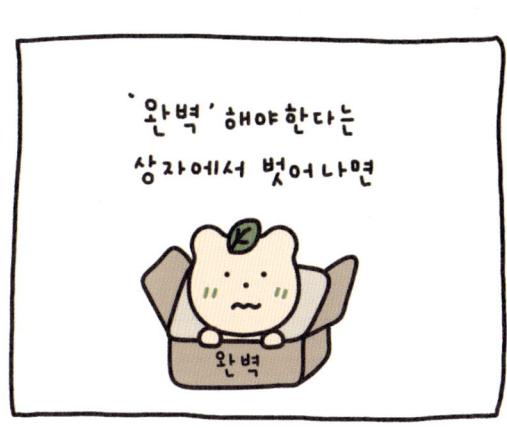

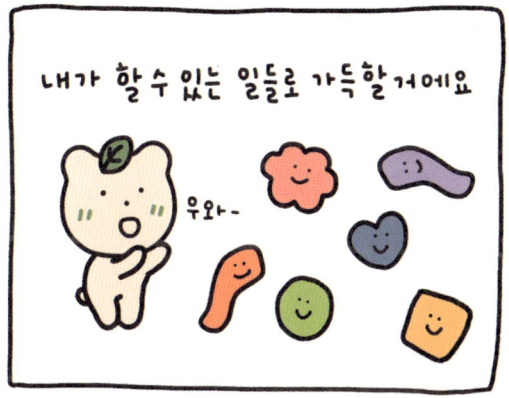

한 명의 완벽한 비건보다 100명의 불완전한 비건이 더 가치 있다는 말이 있다. 완벽한 비건이 되지 않더라도 일상생활에서 작게 실천할 수 있는 것부터 조금씩 시도해 보길 바란다. 우리에게 자연스럽게 자리 잡은 일상 속 식습관에 조금의 변화를 주는 것만으로도 우리는 비건을 지향하는 삶을 살 수 있다. 예를 들면 파스타를 육수 대신 맹물로 조리해달라고 부탁하거나, 비빔밥에 계란을 빼고 야채를 더 많이 넣어달라고 요청하는 등 일상의 작은 노력으로도 비건 지향의 삶을 살 수 있는 것이다. 샐러드 가게에 가면 고기가 들어가지 않은 메뉴를 선택하고, 카페에 가면 우유 대신 두유로 옵션을 변경한다. 한 사람이 열 번 중 한 번을 채식으로 바꾸는 수준의 작은 변화라도 이것이 모인다면 엄청나게 큰 변화로 이어질 것이다. 고기를 덜 먹으면 수요량이 줄고, 그만큼 많은 동물의 고통과 희생을 줄일 수 있을지도 모른다. 개인의 작은 변화가 모이고 모여서 큰 발자국이 될 것이다.

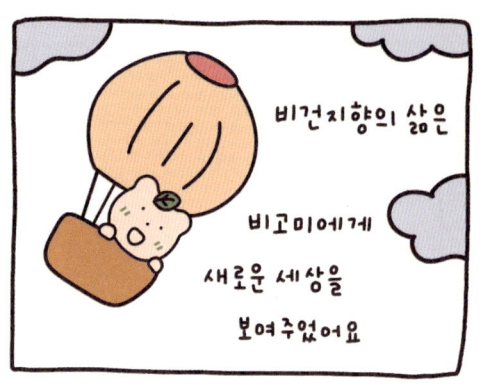

처음 비건을 결심했을 때와는 다르게, 지금은 무거운 마음을 내려놓고, 지구를 위해 내가 무언가 실천할 수 있다는 것에 감사한 마음으로 비건을 지향하고 있다. 내가 할 수 있는 만큼 건강과 동물, 지구를 위한 선택을 하며 즐겁고 행복한 하루하루를 만들어 가고 있다. 비건을 지향하지 않았더라면 모르고 지나쳤을 특별한 행복이다. 비건을 실천하고 싶은 마음이 생긴 사람이 있다면, 인생에서 단번에 고기를 끊어내겠다는 강박감에 시달리기보다 열 번 중 한 번이라도 실천하겠다는 마음으로 시작했으면 좋겠다.

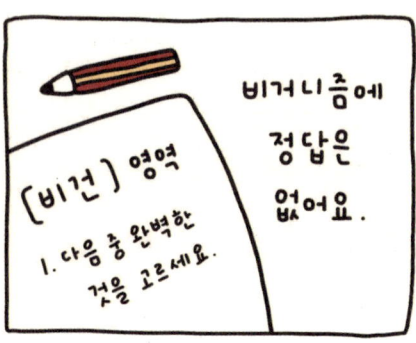

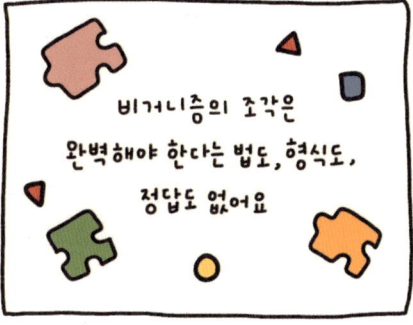

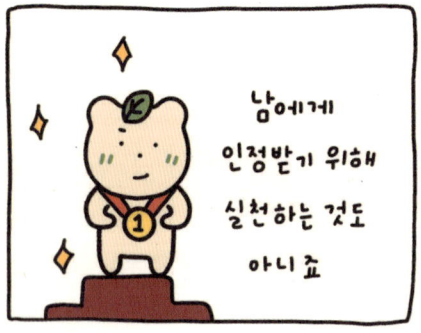

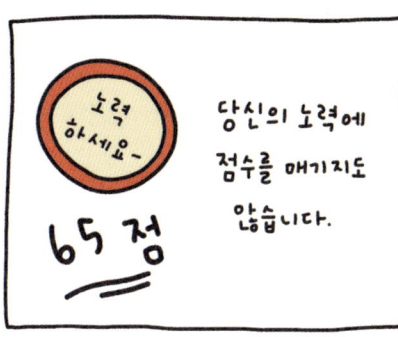

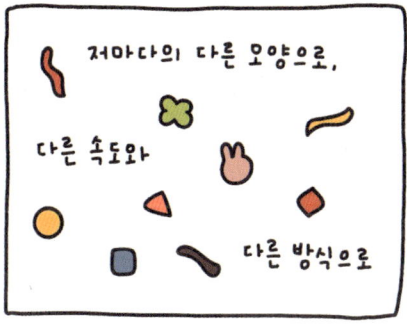

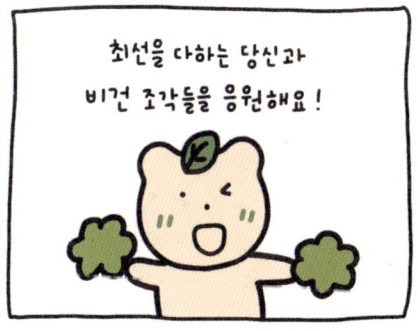

비건 지향, 그 후의 이야기

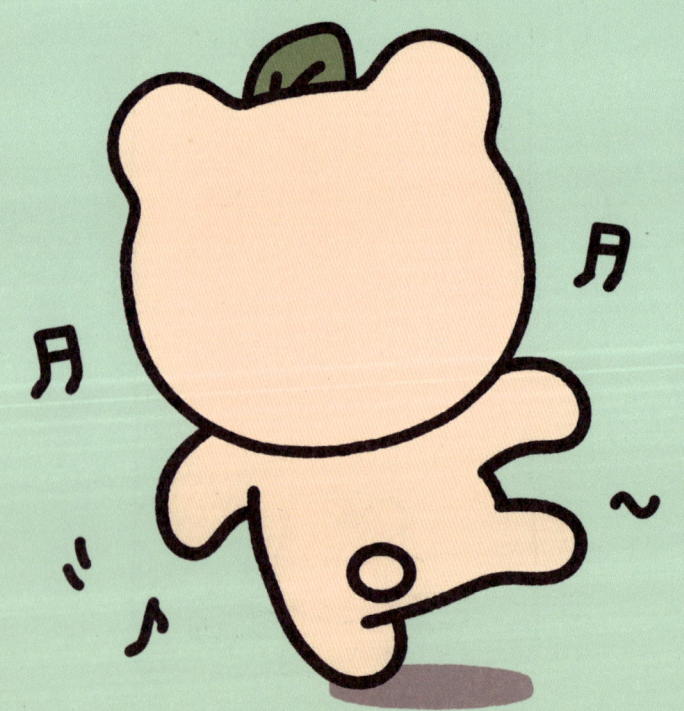

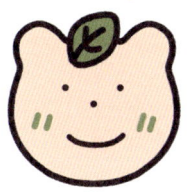

비건을 시작하고 나서 다녀온 비건 식당과 카페들을 소개하고 싶은 마음에 비고미라는 캐릭터를 만들었다. 비고미는 동글동글 친근하고 귀여운 곰돌이 캐릭터이다. 머리 위에 초록색 나뭇잎이 올라가 있고, 비건 지향 곰돌이라는 의미를 담고 있다. 비고미가 등장하는 일러스트로 직접 다녀온 비건 식당과 비건 카페를 소개하는 SNS 계정을 운영하고 있는데, 감사하게도 많은 분께 사랑을 받는 계정이 되었다.

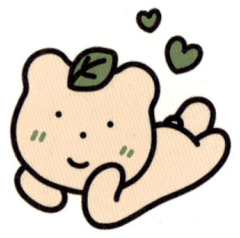

내가 만든 캐릭터를 좋아해 주고, 콘텐츠를 응원해 주는 사람들이 있다는 건 정말 행복한 일이다. 내가 소개한 음식점을 실제로 방문하고 만족스러웠다는 이야기를 들으면 얼마나 뿌듯한지 모른다. 누군가가 나의 그림을 보고 정보를 얻으며, 비건 식당을 소개할 수 있다는 것이 큰 행복으로 느껴지는 요즘이다.

궁극적으로 비고미 콘텐츠를 지속하고 싶은 이유는 즐거움 때문만은 아니다. 보다 많은 사람에게 이 세상에는 고기가 아니더라도 건강하고 맛있는 음식들이 많이 있고, 비건이 특별하고 어려운 것이 아니라는 것을 알려주고 싶었다. 그리고 나와 같이 비건을 선택한 사람들에게 작게나마 도움이 되고 싶었다.

비건을 지향하면서 가장 어렵다고 느끼는 것 중 하나가 외식이기 때문이다. 과거에 비해 요즘은 곳곳에 비건 식당과 비건 카페들이 많이 생겼다. 생각보다 많은 곳에서 비건 메뉴를 옵션으로 선택할 수도 있다. 처음에는 번거롭고, 신경 쓸 것이 많다고 느껴질 수도 있지만, 일상 속 작은 변화가 가져다주는 몸과 마음의 평안과 행복을 느껴보았으면 좋겠다.

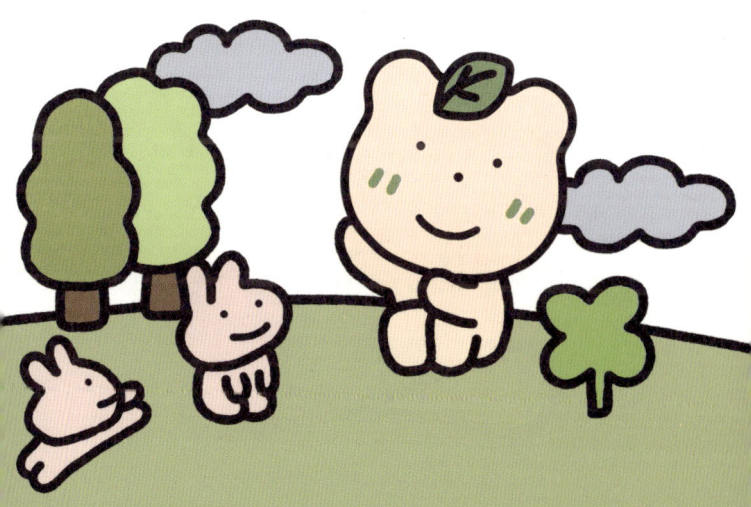

나에게 비건이란?

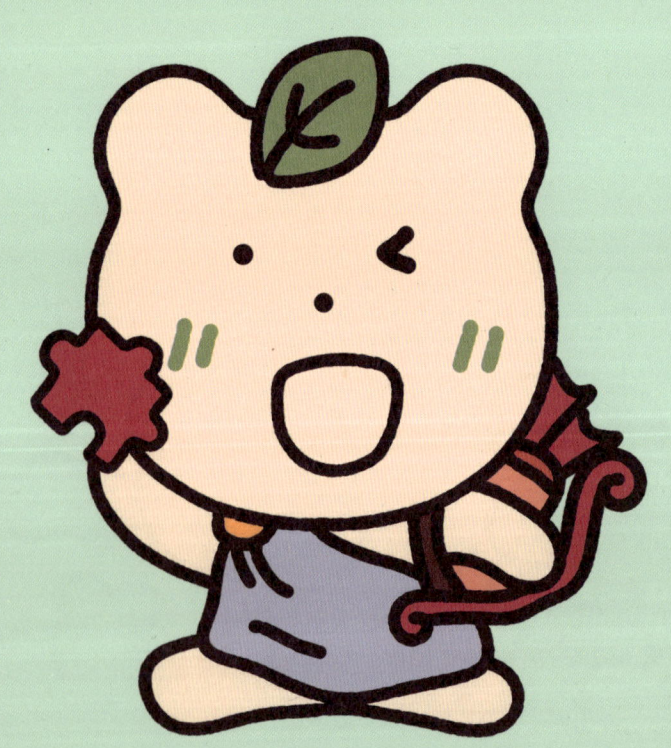

관심과 사랑

비건을 시작하기 전에는 내가 어떤 소비를 하고 있는지, 어떤 식습관을 가지고 있는지에 대해서 생각해 본 적이 없었다. 하지만 비건을 시작한 이후로 나의 삶은 완전히 달라졌다.

비거니즘을 알아가면서 그동안 관심을 두지 않았던 것들에 대해 '이게 정말 맞는 걸까'라는 물음표를 던질 수 있게 되었다. 이러한 물음은 아주 작은 것을 소비하더라도 가격이 아닌 그 안에 담겨있는 가치를 보고, 보다 무해한 선택을 하는 것에 중점을 두게 했다. 더 나아가 조금 더 나은 지구가 되기를 바라는 따뜻한 마음을 가질 수 있도록 해주었다.

비건은 특별하고 대단한 것이 아니다. 결국 어떤 삶을 살아갈 것인가에 대한 하나의 가치관이자 신념이다. 이 글을 읽는 당신에게 나의 글이 그저 한 사람이 가진 하나의 라이프 스타일로 받아들여졌으면 좋겠다. 이러한 나의 라이프 스타일을 누구에게도 강요하고 싶지는 않다. 다만 고기를 좋아했던 한 사람이 비건이 되며 달라진 점, 비건으로 살아가는 일상에 대해 공유하고 싶었다. 다른 생명을 존중하는 마음은 나 자신을 조금 더 돌보고, 사랑할 수 있게 하는 마음으로 이어졌다.

당신이 오늘 선택한 음식과 소비에 관심을 기울이고, 건강한 음식으로 하루를 채우는 과정을 통해 조금 더 자신을 사랑하는 마음을 가질 수 있으면 좋겠다.

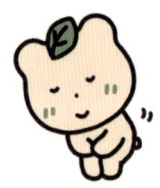

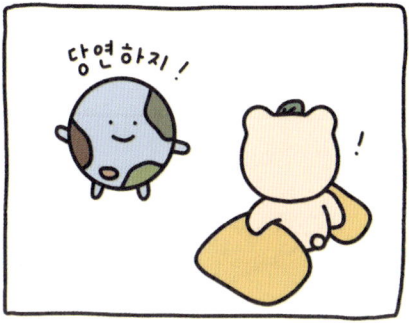
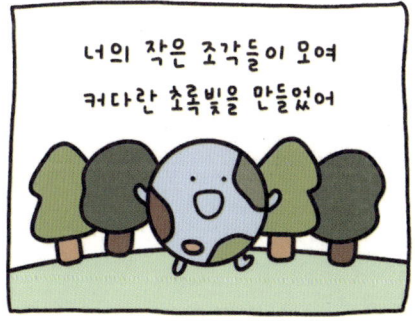

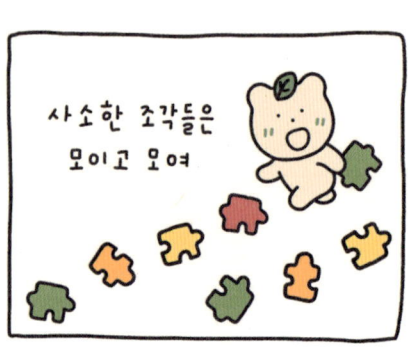

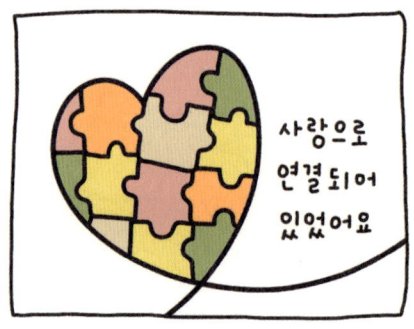

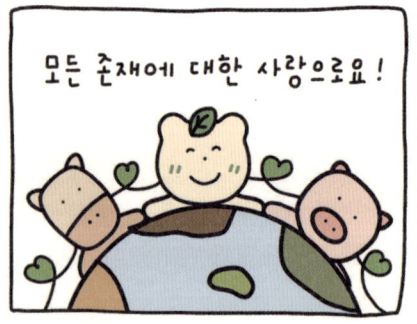

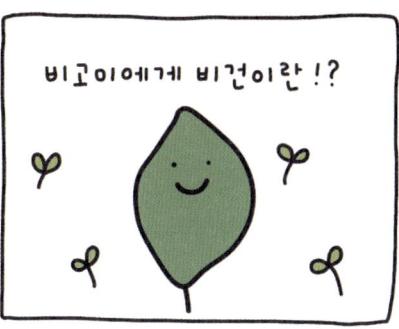

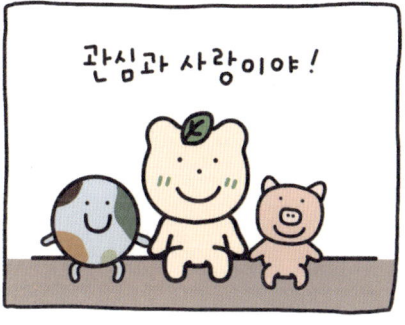

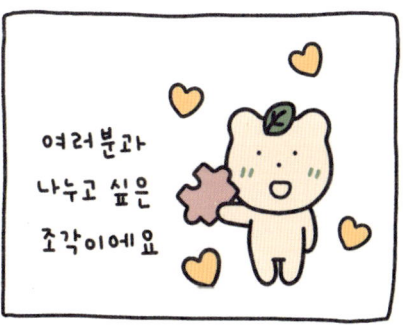

> 사소한 조각들이라고 생각했던 퍼즐들은
> 뒤돌아보니 사랑의 형태를 만들어 가고 있었어요.
> 아직도 비고미의 사소한 조각들은
> 사랑의 형태를 만들어 가는 중이랍니다!

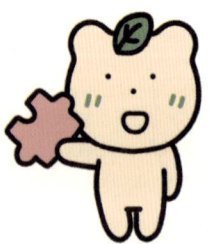

비건, 이렇게 시작해봐요!

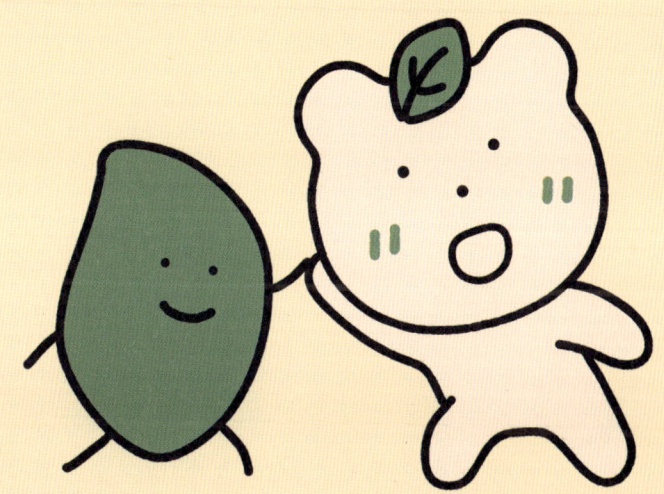

바꿔보기

조금씩 바꿔보기

우유 대신
아몬드유
두유
귀리유

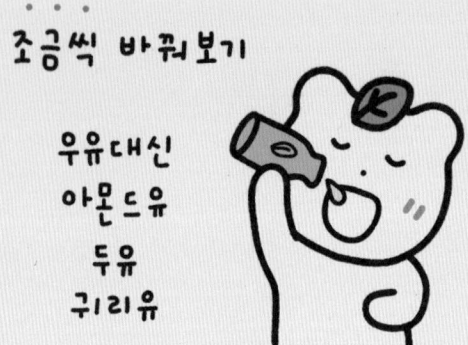

우리가 평소 먹는 음식에서 동물성 성분만 식물성 재료로 대체하면 모든 음식을 비건으로 먹을 수 있다. 비건 식당에 가서 먹을 수도 있지만, 집에서 만들어 먹는 경우 바삭한 음식을 먹고 싶을 때는 치킨 대신 두부튀김, 가지튀김, 버섯튀김으로 대체할 수 있고, 매콤한 볶음 요리를 먹고 싶을 때는 양념장과 함께 고기 없이 다양한 채소를 볶아서 만들 수 있다. 부드러운 크림 요리를 먹고 싶을 때는 유제품 대신 두유와 들깻가루를 넣으면 고소함이 가득한 요리를 만들 수 있다.

고기 대신 두부, 버섯을 넣은 김치찌개, 육수 대신 채수를 사용한 된장국, 떡볶이에 어묵 대신 유부, 소떡소떡 대신 파떡파떡 등.

생각해 보면 우리 주변에 대체할 수 있는 재료들이 많이 있고, 동물성 재료가 필수적으로 들어가지 않더라도 양념이 맛있으면 충분히 맛있는 요리를 만들 수 있다. 내가 좋아하는 음식에서 동물성 재료를 대체해 보는 경험을 통해 생각했던 것만큼 비건 음식이 낯설고 어렵지 않다는 걸 알게 되었으면 좋겠다.

요청하기

동물성 재료 빼고 주문하기

김밥에 햄, 계란은 빼주세요

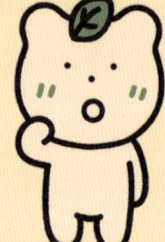

샌드위치에 치즈 빼주세요

우리 주변에는 비건 식당보다 아닌 곳이 훨씬 더 많기에 외식할 때 가장 고민이 된다. 매 순간 비건 식당을 찾아다니는 건 현실적으로 어려운 일이기 때문에 일반 식당에서 최대한 비건 지향으로 먹는 방법을 택할 수밖에 없다. 이를테면, 비빔밥이나 쫄면을 주문할 때 계란지단을 빼 달라고 요청하거나, 김밥집에서는 햄, 어묵, 계란 대신 채소로 넣어달라고 요청하곤 한다.

바로바로 조리해 주시는 음식일 경우 여쭤보면 된다. 알리오 올리오 파스타에는 치킨스톡과 해산물을 빼고 조리해 주실 수 있는지, 한식집에서는 육수 대신 맹물로 조리해 주실 수 있는지 여쭤볼 수 있다.

처음 요청할 때는 '내가 너무 유난스럽게 군다고 쫓아내시면 어쩌지!' 걱정도 했지만, 내가 만났던 식당의 사장님들은 대부분 요청에 응해주셨고, 왜 그렇게 주문하느냐며 화를 내지도 않으셨다. 처음이 어렵지, 두 번, 세 번은 노하우가 생겨 빠르고 간단하게 요청할 수 있었다.

사실 내가 먹는 음식에 어떤 재료가 들어갔는지 알아야 하는 건 당연한 일이고, 특히나 알레르기가 있는 경우에는 먹지 못하는 재료가 들어가는지 확인해야 한다. 일반 식당에서 완벽하게 동물성 재료를 피할 수 있는지는 알 수 없지만, 내가 처한 상황에서 최선의 선택을 할 수 있다. 우리 모두가 원하는 걸 요청하기를 두려워하지 않았으면 좋겠다.

확인하기

제품의 뒷면 확인하기

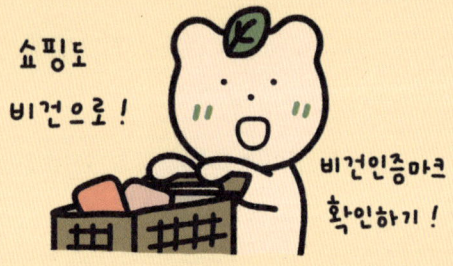

고기를 먹지 않는 것 외에도 일상에서 비건을 실천할 방법은 다양하게 존재한다.

필요한 제품이 있다면 비건으로 구매할 수 있는지 확인하고, 비건 인증, 동물실험을 하지 않은 제품을 소비하는 것도 비건을 지향하는 방법의 하나라고 할 수 있다. 제품이나 식품 앞에 '비건'을 붙여 검색하면 조금 더 쉽고, 빠르게 구매할 수 있다.

예를 들어 화장품을 구매하기 전에 '비건 화장품'을 검색하면 동물성 원료가 들어가지 않은 비건 화장품을 찾을 수 있다. 토끼가 그려진 크루얼티프리 마크를 확인하면, 동물실험을 하지 않고 만들어진 화장품이라는 정보를 확인할 수 있다.

와인의 경우도 마찬가지. 포도를 발효시켜 만들었기 때문에 무조건 비건일거라 생각했지만, 아니었다. 와인을 정제하는 과정에서 계란 흰자의 성분인 알부민과 물고기의 부레에서 나오는 부레풀 등 동물성 첨가물이 들어가기도 한다는 사실을 알고 놀랐던 기억이 있다. 와인의 라벨지 부분을 보면 비건 인증마크를 확인할 수 있는데, 와인을 만드는 모든 과정에서 동물성 성분을 사용하지 않았다는 걸 확인할 수 있다.

최선을 다한 나에게 칭찬해주기

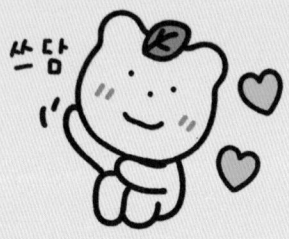

소비하는 제품에 동물성 성분이 들어있는지 확인하는 과정은 번거롭게 느껴질 수도 있지만, 하나의 현명한 소비를 했다는 마음에서 오는 기쁨은 제품을 사용하는 내내 느낄 수 있을 것이다.

오늘도
최선을 다한 나,
정말 멋져
잘했어. 기특해!

비고미가 추천하는
다큐멘터리

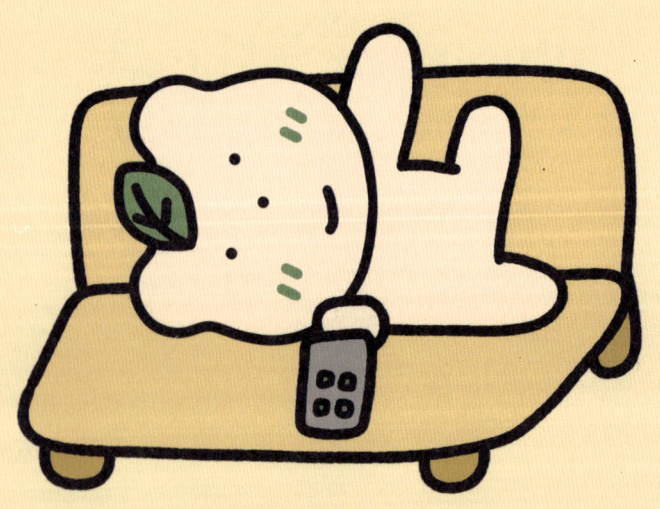

[The Game Changers]

채식은 단백질이 부족해서 근육생성에 문제가 생기지 않을까? 채식을 처음 접할 때 가장 먼저 드는 의문점이라고 생각한다. 여기, 그 모든 의문점을 해결해 줄 다큐멘터리가 있다.

[The Game Changers]는 자신의 분야에서 최고가 된 운동선수들의 이야기를 들려준다. 육식에서 채식으로 식단을 전환했을 때, 선수들의 운동 기량이 향상된 것을 보여주고, 어떤 점들이 변화되었는지에 대한 인터뷰 내용이 담겨있다. 단백질에 대한 의문점도 함께 해결해 주는데, 육식과 채식 식단의 비교를 통해 채식으로도 충분한 단백질을 섭취할 수 있고, 식물성 단백질로도 근육을 만드는 데에 문제가 없다는 것을 증명한다. 고기를 먹어야 힘이 나고 근육이 생길 거라는 편견을 갖고 있었다면, 채식으로도 운동능력이 향상될 수 있는지 호기심이 생긴다면, 이 다큐멘터리를 시청해 보기를 추천한다.

[Cowspiracy]

지구를 지키기 위해서는 고기를 줄여야 한다고 하는데, 도대체 고기와 환경 사이에는 어떤 관계가 존재하는 걸까? [Cowspiracy]를 요약하자면, 기후 변화의 가장 큰 원인이 축산업에 있다고 말한다. 축산업이라는 거대한 산업이 우리가 살고 있는 지구에 어떤 영향을 주는지, 축산업이 지구 온난화의 주범인 이유를 설명하고 있다. 가장 충격이었던 건, 미국에서의 물 사용량 중 가정용수의 비율은 5%인 반면, 축산업은 55%를 차지한다는 내용이었다. 게다가 114g의 햄버거 하나를 만드는 데에 물 2,500리터가 필요하다는 사실은 가히 충격적이었다. 즉, 축산업에서 야기되는 물의 소비를 줄이는 방향이 훨씬 더 큰 규모로 물을 절약할 수 있음을 보여준다. 가축을 기르고 먹는 행위가 지구를 어떻게 위협하고 있는지, 채식 식단이 지구환경에 어떤 긍정적인 영향을 주는지 궁금하다면, [Cowspiracy] 다큐멘터리를 추천한다.

[Seaspiracy]

제목 그대로 바다의 음모를 이야기하는 다큐멘터리이다. 바다 쓰레기 중 가장 많은 부분을 차지하는 쓰레기는 어떤 걸까 생각해 보았을 때, 가장 먼저 플라스틱을 떠올렸다. 어디에선가 광고로 보았던 빨대가 바다거북의 얼굴을 찌르고 있는 장면과 함께 말이다.

최근 몇 년간 플라스틱의 이슈로 카페에서는 플라스틱 빨대 대신 종이 빨대로 교체되었고, 매장 내에서는 유리컵을 사용하는 게 당연한 일상이 되었다. 나도 외출할 때면 텀블러와 용기를 챙기며 플라스틱 쓰레기를 조금이라도 줄이고자 노력하고 있다. 하지만, 영상에서는 '플라스틱 빨대를 종이 빨대로 바꾸는 행동은 0.01%의 해양 쓰레기를 대처하기 위한 일부일 뿐'이라고 말한다. 해양 오염과 생태계 파괴의 범인은, 플라스틱이 아니라 거대한 상업적 어업이라고 주장하며 바다생물이 빠른 속도로 사라지고 있는 심각한 상황을 이야기한다.

흔히 TV나 언론에서는 바다 쓰레기의 46%를 차지하는 그물을 사용하는 수산물 기업들이 현재 환경보호를 위해 활동하는 단체들의 최대 후원자라는 불편한 진실은 알리지 않는다. 그저 플라스틱 빨대를 줄이라는 외침뿐이다.

물론 우리의 노력이 의미가 없다고 이야기하고 싶은 게 아니다. 쓰레기를 줄이고, 플라스틱 사용을 줄이는 것도 중요하지만 궁극적으로 어업 그 자체에서의 문제가 가장 크게 존재하기에 우리가 해산물의 섭취를 줄이고, 상업적 어업에 관심을 가져야 한다는 말이다.

이건 남의 이야기도 다음 세대의 먼 이야기도 아니다. 지금 우리가 겪게 될 심각한 이야기를 다루고 있다. 그것이 이 다큐멘터리를 꼭 보아야 할 이유다.

비건 레시피

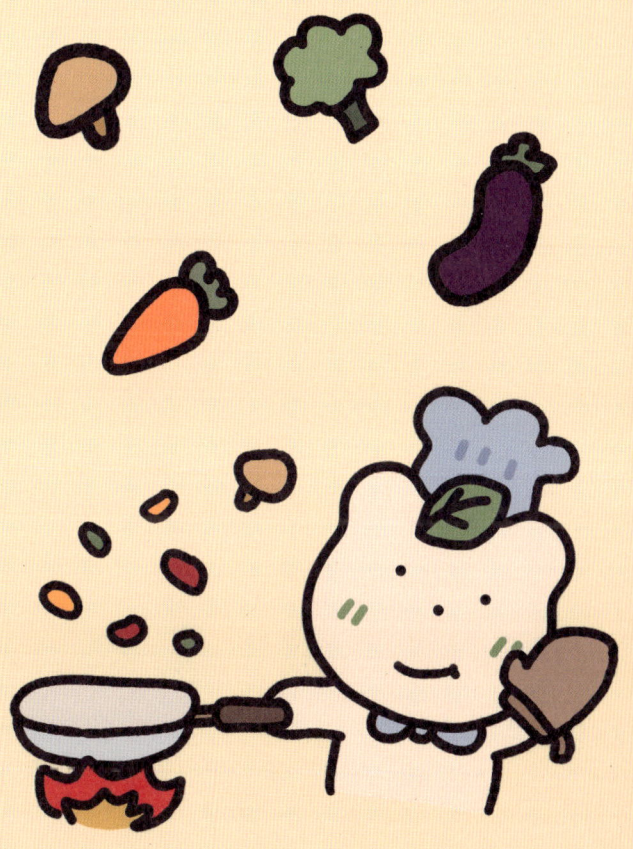

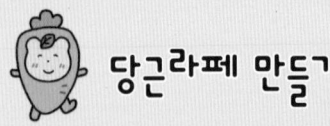
당근라페 만들기

준비물 : 당근, 홀그레인 머스타드, 소금, 후추, 올리브오일, 레몬즙, 사탕수수 원당 (설탕 대체 가능)

1. 당근 껍질을 벗기고, 얇고 길게 채 썰어 주세요.

2. 소금물에 15분 절여주고, 물기를 빼 주세요.

3. 올리브오일 3스푼, 레몬즙 2스푼, 홀그레인 머스타드 2스푼, 사탕수수 원당 1스푼, 후추 조금 넣고 당근과 섞어주세요.

4. 유리병에 담으면 당근라페 완성

* 완성된 당근라페는 샐러드와 함께 먹어도 좋고, 샌드위치에 후무스와 함께 넣어 먹어도 맛있어요!

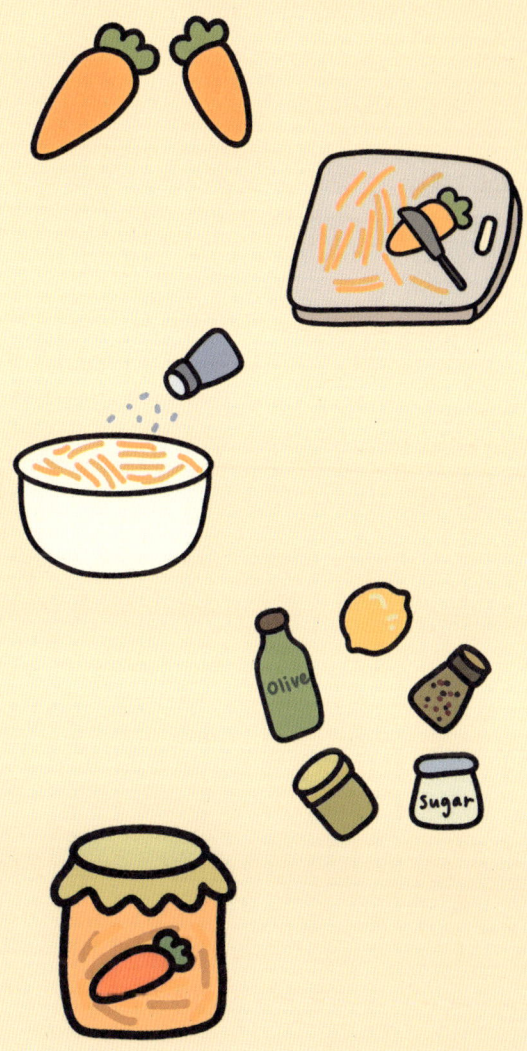

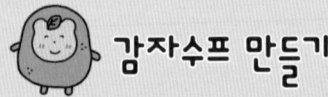# 감자수프 만들기

준비물 : 감자, 양파, 두유, 후추, 소금

1. 감자 4개를 삶아서 준비해 주세요.

2. 팬에 기름을 살짝 두르고, 양파 1개를 노릇하게 볶아주세요.

3. 삶은 감자와 볶은 양파, 무첨가 두유, 소금, 후추를 넣고 갈아주세요.

4. 냄비에 옮겨 따뜻하게 데우면 감자수프 완성

* 파슬리가 있다면 올려주세요~ 더욱 먹음직스러워 보인답니다!

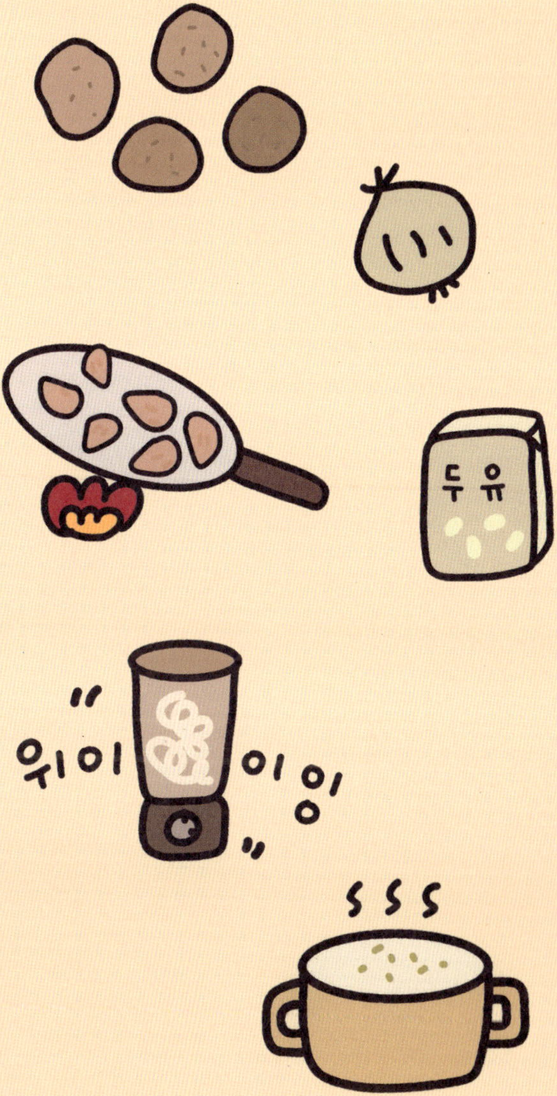

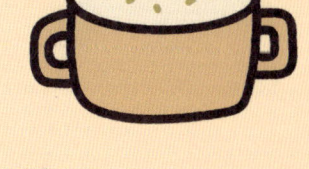

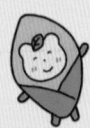
고구마 고로케 만들기

준비물 : 고구마, 양파, 당근, 옥수수, 빵가루, 소금, 후추

1. 고구마를 삶아 으깨주세요.

2. 양파, 당근을 팬에 살짝 볶아주세요.

3. 고구마, 양파, 당근, 옥수수를 넣고 섞어주며 소금과 후추로 간을 해주세요.

4. 동글동글 모양을 만들어 주세요.

5. 빵가루를 묻혀 기름을 두른 팬이나 에어프라이어에서 구워주면 완성

* 같은 방법으로 감자 고로케도 만들 수 있어요!

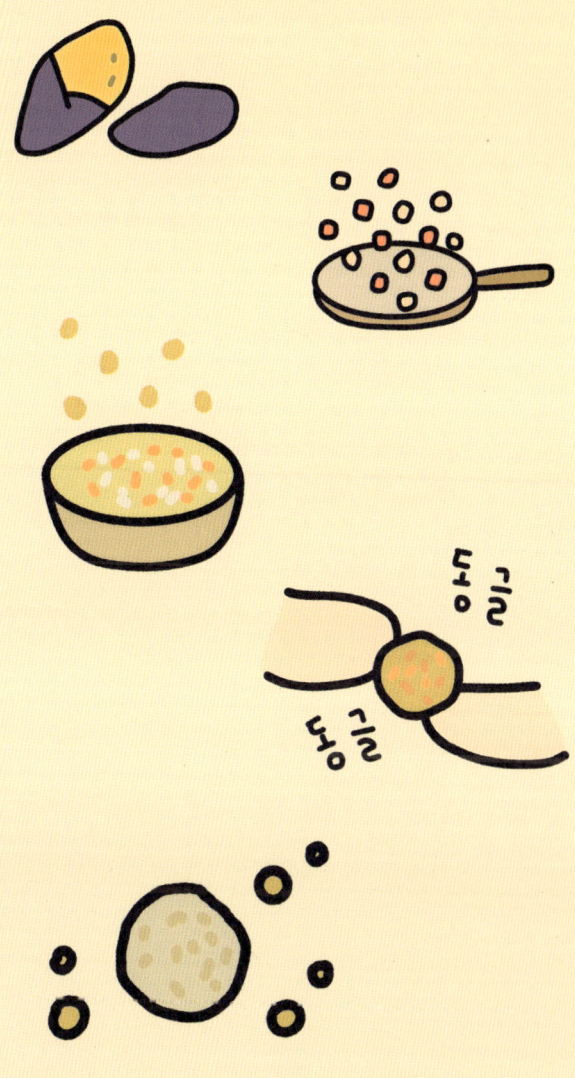

비고미와 선유서가의 만남

　　비고미를 처음 만난 건, 선유서가에서 환경 큐레이션을 했을 때예요. 비건 관련 책을 찾다가 비고미의 독립출판물 [안녕 비건]을 알게 되었고, 서점에 책을 입고하게 되면서 비고미와의 인연이 시작되었습니다. 그 이후 비고미의 팝업스토어 제안을 통해 선유서가에서 전시와 베이커리 팝업을 진행하게 됐어요. 한 달 정도의 시간 동안 옆에서 지켜본 비고미는 정말로 선한 영향력을 가지고 있는 사람이었어요. 곁에 있는 것만으로도 같이 행복해지는 기분을 느끼게 해주고, 더 좋은 사람이 되고 싶어지게 하는 그런 사람이요. 자기가 가지고 있는 행복을 다른 사람에게 전달해 주고 싶어서 안달 난 사람처럼 보이기도 했죠. 그런 비고미의 이야기를 더 많은 사람과 나누고 싶다는 생각을 했습니다. 오랜만에 마주한 비고미의 입에서 책을 만들고 싶다는 이야기가 나왔고, 저희는 한마음으로 이 즐겁고 행복한 일을 시작하게 되었습니다.

저는 비건도 아니고, 앞으로 비건이 되겠다고 결심을 한 사람도 아니지만 비고미의 이야기를 통해 많은 것을 배우고 생각하게 되었어요. 완벽한 비건이 되기보다는 어설프지만 환경을 생각하고 나 스스로를 사랑하는 방법을 배워나가는 사람이 되어야겠다는 생각이 들었죠. 함께 책을 만드는 동안 저는 좋아하던 우유도 끊고 채식 위주의 식습관으로 변화하는 중입니다. 이 책을 보게 될 많은 분이 비건이 되리라 생각하지 않습니다. 다만 우리가 꼭 알았으면 하는 이야기들을 나누고 싶고, 작은 관심이 마음속에서 시작되길 바라는 마음입니다. 비고미와 선유서가의 바람이 여러분께 닿기를 소망합니다.

선유서가 에디터 / 김수진

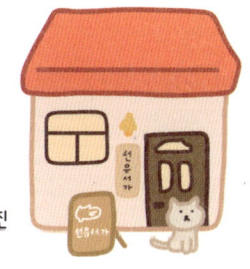

소박한 비건

© 비고미, 2023

초판1쇄	2023년 6월 1일
글 그림	비고미 (강은비)
발행인	박상오
편집	김수진
디자인	김수진
교정교열	김수진 이유리
펴낸곳	(주)디홀릭
출판등록	2019년 6월 24일 제 2019-00124호
주소	서울 영등포구 양평로30가길 22 1층 1호
전화	010-2973-1711
E-mail	dholic@d-holic.kr
SNS	@seonyu_seoga(선유서가 인스타그램)
ISBN	979-11-969319-8-8
값	13,500원

선유서가는 (주)디홀릭의 출판 브랜드입니다.
이 책의 판권은 지은이 비고미(강은비)와 출판사 (주)디홀릭에 있습니다.
이 책 내용의 전부 또는 일부를 재사용하려면 반드시 서면 동의를 받아야 합니다.

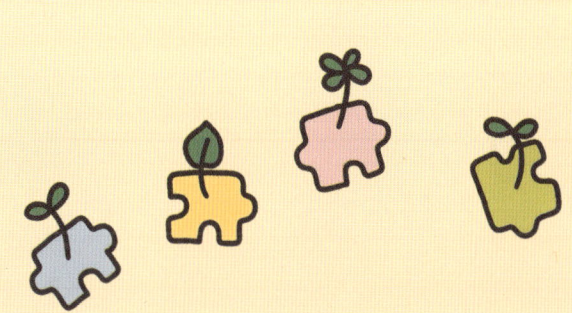

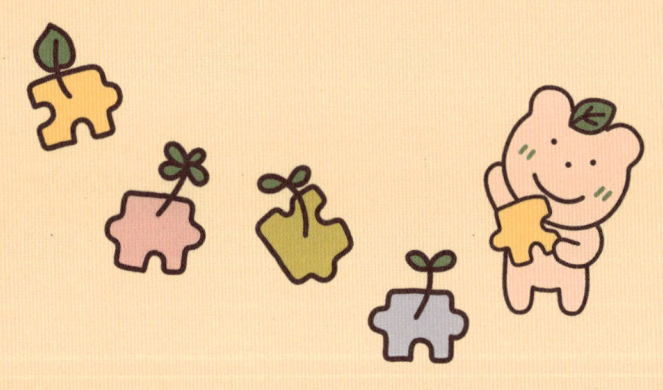